CONTRIBUTION A L'ÉTUDE

DE

L'OXYGÈNE

EN THÉRAPEUTIQUE

PAR

L. DOREAU

DOCTEUR EN MÉDECINE DE LA FACULTÉ DE PARIS

PARIS

ALPHONSE DERENNE

52, Boulevard Saint-Michel, 52

1881

CONTRIBUTION A L'ÉTUDE

DE

L'OXYGÈNE

EN THÉRAPEUTIQUE

PAR

L. DOREAU

DOCTEUR EN MÉDECINE DE LA FACULTÉ DE PARIS

—·—

PARIS

ALPHONSE DERENNE

52, Boulevard Saint-Michel, 52

1881

A LA MÉMOIRE DE MON PÈRE

ET DE MON FRÈRE

A MA MÈRE

A M. LE PROFESSEUR BROUARDEL

Membre de l'Académie de Médecine
Médecin de l'hôpital de la Pitié

A M. LE DOCTEUR HUTINEL

Médecin des hôpitaux

CONTRIBUTION A L'ÉTUDE

DE

L'OXYGÈNE EN THÉRAPEUTIQUE

INTRODUCTION

Dans ces dernières années, grâce aux tentatives de praticiens distingués, l'oxygène a pris une place importante en thérapeutique. Aujourd'hui que son mode d'administration est devenu chose facile, on a pu dans un grand nombre de cas utiliser ce nouvel agent, et maintenant des résultats heureux viennent chaque jour s'ajouter à ceux déjà acquis à la science.

Réunir les observations éparses dans la science, montrer par des faits quels services le médecin peut demander à cet agent véritablement utile, ajouter enfin aux faits déjà connus quelques observations relatives à un emploi nouveau de l'oxygène, tel a été surtout notre but.

Nous avons cru néanmoins intéressant de jeter un coup d'œil rapide sur les travaux des savants qui depuis Priestley se sont occupés du gaz oxygène, tant au point de vue physiologique qu'au point de vue thérapeutique. Nous ne nous dissimulons pas combien serait vaste un pareil sujet,

si nous n'avions eu surtout en vue l'emploi thérapeutique.
Nous pourrons donc ainsi restreindre ce petit travail. De
plus, ce que nous avons écrit sur l'action physiologique du
gaz oxygène, sur sa préparation et son mode d'administration, n'a pas la prétention de traiter à fond la question.
Nous avons voulu donner seulement un aperçu, et montrer
brièvement quelle part prirent les premiers expérimentateurs à l'introduction de l'oxygène en thérapeutique.

Qu'il nous soit permis d'adresser ici à M. le Dr Hutinel
nos remercîments les plus sincères et l'expression de notre
vive gratitude. C'est à lui que nous devons d'avoir entre-
pris ce travail, c'est à lui également que revient le mérite
d'avoir employé le premier l'oxygène dans les cas nouveaux
que nous signalons et sur lesquels nous attirons particulièrement l'attention.

HISTORIQUE

Il ne serait pas sans intérêt de rechercher quels peuvent
être les précurseurs de Priestley dans la découverte des
propriétés de l'oxygène. Mais dans un travail aussi restreint nous ne saurions prétendre à l'érudition.

Disons cependant que dans la seconde moitié du xve siècle
Léonard de Vinci paraît avoir soupçonné l'existence de
l'oxygène, car dans son traité de l'air et de la flamme on
trouve les lignes suivantes :

« Le feu détruit sans cesse l'air qui le nourrit ; il se
ferait du vide si d'autre air n'accourait pas le remplir.

Lorsque l'air n'est pas dans un état propre à recevoir la flamme, il n'y peut vivre ni flamme, ni aucun animal terrestre ou aérien. »

Deux cents ans plus tard Mayow admit que « l'esprit nitro-aérien est le principe vital de l'air, aliment de la combustion et de la respiration ; qu'il ne constitue qu'une portion de la masse de l'air, et que les animaux par leur respiration, le consomment ainsi que le ferait un corps enflammé. »

Après Mayow sa théorie tomba dans l'oubli, et ce ne fut qu'un siècle plus tard qu'eut lieu la découverte de l'oxygène.

Cette glorieuse découverte était réservée au physicien anglais J. Priestley. Au mois d'août 1774 ce savant obtint l'air déphlogistiqué en exposant aux rayons d'une forte lentille du mercure calciné *per se*.

Dans la traduction des (*Expériences et observations sur différentes espèces d'air*) faite par Gibelin, t. II, p. 41 et suiv., nous voyons Priestley rendre compte de ses expériences en ces termes : « Le 1ᵉʳ août 1774 je tâchai de tirer de l'air du mercure calciné *per se*, et je trouvai sur le champ que, par le moyen d'une forte lentille, j'en chassais l'air très promptement. Ayant ramassé de cet air environ trois ou quatre fois le volume de nos matériaux, j'y admis de l'eau, et je trouvai qu'elle ne s'absorbait pas ; mais ce qui me surprit plus que je ne puis l'exprimer, c'est qu'une chandelle brûla dans cet air avec une flamme d'une vigueur remarquable. Je fus entièrement hors d'état d'expliquer ce phénomène ne l'ayant jamais observé dans aucune autre espèce d'air... la flamme de la chandelle, outre qu'elle était plus grande avait plus d'éclat et de chaleur... Un morceau de bois embrasé y étincelait exactement comme du papier trempé dans une solution de nitre, et s'y consuma très-rapidement. »

Priestley fit de nouvelles expériences avec le précipité rouge ordinaire et observa les mêmes phénomènes. Il vint à Paris et fit part de ses expériences à Lavoisier, Leroi et autres physiciens qui l'honorèrent, dit-il, de leur attention,

Revenu en Angleterre il retira l'air déphlogistiqué du salpêtre chauffé dans un canon de fusil, ou dans un vaisseau de verre, et fit des expériences sur les animaux. Il observa notamment qu'une souris enfermée sous une cloche contenant l'air déphlogistiqué, pouvait vivre une demi-heure tandis que, dans une cloche contenant de l'air ordinaire une souris mourait au bout d'un quart d'heure. Il recommença ses expériences et vit que ces petits animaux pouvaient vivre trois fois aussi longtemps que dans la même quantité d'air commun.

Le génie de Priestley ne devait pas se contenter de ces résultats, aussi chercha-t-il à s'en servir « pour corriger l'air nuisible des appartements dans lesquels il y aurait une grande compagnie, et qui seraient situés de manière qu'on ne pût en renouveler l'air assez commodément. » L'air doux et salubre aurait été apporté en barils ou fabriqué à proximité de la salle d'assemblée.

Bien plus, il pensa qu'il pourrait être employé comme agent thérapeutique : « l'augmentation de force et de vivacité qu'acquiert dans cet air la flamme d'une chandelle peut faire conjecturer qu'il serait particulièrement salubre aux poumons dans certains cas de maladie, lorsque l'air commun ne suffirait pas pour en évacuer assez promptement l'effluve putride phlogistique. Mais peut-être pouvons-nous inférer aussi de ces expériences, que le pur air déphlogistiqué, quelque utile qu'il peut être comme remède ne nous conviendrait pas autant dans l'état ordinaire de santé. Car tout de même qu'une chandelle se consume beaucoup plus promptement dans l'air déphlogistiqué que dans l'air commun nous pourrions aussi vivre pour ainsi dire trop vite et les forces vitales pourraient être trop tôt épuisées dans cette pure espèce d'air. »

Ce qu'il y a de remarquable c'est que Priestley comme les hommes de génie eut immédiatement conscience des applications de l'oxygène. Il vit que si dans certains cas l'oxygène pourra être utile pour achever des combustions incomplètes et pour suppléer à l'air commun ; dans d'autres, à la longue, il rendrait ces combustions exagérées et serait une cause de consomption. Ces sages préceptes que l'on pourrait encore jusqu'à un certain point formuler aujourd'hui, n'ont peut-être pas toujours été suivis par ses successeurs, dont l'enthousiasme exagéré ne contribua pas peu à discréditer le nouveau mode de traitement, duquel ils avaient le tort d'attendre toute espèce de guérison. C'est du moins ce que l'on peut supposer en voyant le nombre et les variétés de maladies pour lesquelles ce médicament fut employé.

Mais voyons aussi comment Priestley poussa jusqu'au bout l'expérimentation du gaz qu'il avait découvert. « Mon lecteur ne sera pas surpris qu'après avoir déterminé la bonté supérieure de l'air déphlogistiqué par la vie des souris et par les autres épreuves que j'ai rapportés ci-dessus, j'aie eu la

curiosité de le goûter moi-même. J'ai satisfait ma curiosité
en le respirant avec un siphon de verre ; et par ce moyen
j'en ai réduit une grande jarre pleine à l'état d'air commun.
La sentation qu'éprouvèrent mes poumons ne fut pas diffé-
rente de celle que cause l'air commun. Mais il me sembla
ensuite que ma poitrine se trouvait singulièrement dégagée
et à l'aise pendant quelque temps. Qui peut assurer que
dans la suite cet air pur ne deviendra pas un objet de luxe
très à la mode. Il n'y a jusqu'ici que deux souris et moi
qui ayons eu le privilège de le respirer. »

Priestley continua ses recherches, il lut entre autres à
la Société royale de Londres le 25 janvier 1786 un mémoire sur la respiration et l'usage du sang. Mais comme
un historique aussi succinct ne peut comporter une analyse détaillée de tout ce qui touche de près ou de loin
l'oxygène nous nous contenterons de nous appuyer surtout,
chemin faisant, sur ce qui a trait particulièrement à la thérapeutique.

Nous rappellerons que le chimiste français Lavoisier isola en 1775 le gaz découvert par Priestley, lui donna le
nom d'oxygène, et fit en même temps l'analyse et la
synthèse de l'air.

Scheele à la même époque, ignorant encore les travaux
de Priestley et Lavoisier, isola, lui aussi, l'oxygène et le
nomma air de feu.

En 1776 l'abbé Spallanzani, physicien et naturaliste de
Florence, fit de nombreuses expériences sur la durée
moyenne de la vie soit dans l'air commun, soit dans l'air
vital (*Recherches physiologiques sur la nature de l'air
déphlogistiqué*).

Il conclut de ses expériences que les jeunes souris placées dans une atmosphère d'air déphlogistiqué, meurent plus rapidement que celles qui ont atteint tout leur accroissement. Dans l'air ordinaire, les souris vivent une demiheure : dans l'air pur, quatre fois plus longtemps.

Dans le Journal de physique de l'abbé Rozier on trouve un compte rendu des expériences du comte Morozzo sur la respiration animale dans le gaz déphlogistiqué. Il se servait d'animaux adultes (lapins, moineaux), les enfermait dans des flacons, les uns remplis d'air atmosphérique, les autres d'air vital, et attendait la mort de ces animaux. La durée de leur vie a été dans l'air atmosphérique de soixantecinq minutes ; dans le gaz déphlogistiqué les animaux ont toujours vécu quatre et cinq fois autant que dans l'air commun.

Morozzo avait vu qu'on pouvait rappeler à la vie des animaux asphyxiés par des gaz méphitiques, au moyen de l'air déphlogistiqué (*Journal de physique*, tome XXV juillet 1784).

Du reste Macquer, professeur de pharmacie à Paris, dans son *Dictionnaire de chimie* de 1778 avait déjà proposé l'air déphlogistiqué dans ces circonstances. Il pense qu'on pourrait employer avec avantage l'air vital dans l'asphyxie que l'on observe chez les vidangeurs, les fossoyeurs, les mineurs, et dit qu'un académicien de Berlin, Achard, avait eu la même idée.

Nous voyons en effet dans le (*Journal de médecine de Vandermonde*, tome LVI, 1781) que le chimiste Achard conseillait aux médecins d'essayer dans les hôpitaux, les prisons, les caves, l'effet du gaz déphlogistiqué, afin de purifier l'air infecté par la respiration animale ou les émanations putrides qui rendent l'air meurtrier. Achard dit aussi qu'on ressent des effets très sensibles de bien être dans une chambre ainsi purifiée : les hypochondriaques s'y trouvent gais et dispos : ce moyen lui semble excellent pour déphlogistiquer l'air des salles d'assemblées.

Le médecin hollandais Ingenhousz publia, dans les *Mémoires de la Société de philos. expériment.* de Batavia, vol. VII, 1782, des travaux sur le gaz déphlogistiqué. Dans le *Journal de Vandermonde*, tome LXI, 1784, nous voyons que ce médecin, attribuant les fièvres et quelques maladies inflammatoires à la respiration d'un air plus ou moins chargé d'exhalaisons putrides, propose de faire inhaler aux malades de l'air déphlogistiqué. Il imagina même un appareil composé de vessies communiquant ensemble ; l'une était destinée à recevoir l'air vital qui se dégageait de la cornue, l'autre munie d'un robinet de cuivre se terminait par un tube évasé destiné à s'appliquer sur la bouche et le nez.

Il entre même dans des détails assez minutieux sur les moyens de purifier le gaz déphlogistiqué corrompu par la respiration, et dit qu'en le faisant passer à travers l'eau de chaux on lui rend sa première pureté. On voit que ce médecin-chimiste indique très nettement l'application thérapeutique que l'on peut faire de l'oxygène. Il essaya aussi sur lui-même les propriétés de ce gaz et après en avoir respiré une certaine quantité il s'est senti plus gai, plus robuste, plus d'appétit. Son sommeil a été plus doux et plus rafraîchissant que d'ordinaire.

Dans les *Mémoires de la Société royale de médecine,*

pour les années 1780 et 1781, on trouve un mémoire de Chaussier dans lequel il propose la respiration du gaz oxygène pur pour rappeler à la vie les enfants nouveaunés asphyxiés. Chaussier décrit longuement les appareils de son invention. Il vante beaucoup ce moyen chez les enfants qui naissent sans aucun signe de vie, et chez les asphyxiés, les noyés. Les lieux de secours pour ces sortes d'accidents devraient, dit-il, avoir toujours un gazomètre rempli d'oxygène. Il fit, du reste, quelques expériences sur des animaux. Il plongeait des oiseaux dans un bocal plein d'air méphitique, il les retirait aussitôt asphyxiés pour les porter les uns dans un bocal plein d'air vital, les autres simplement à l'air libre. Ces derniers ne donnèrent jamais signe de vie, les premiers au contraire se rétablissaient promptement.

Il eut même l'occasion d'appliquer l'oxygène sur l'homme, il s'agissait d'un jeune homme de Dijon, parvenu au dernier degré de phthisie pulmonaire, il en éprouva, dit-il, un mieux sensible.

Dans les maladies graves et désespérées, dit Chaussier, un moyen de soulagement est toujours précieux, mais en général nous demandons toujours trop à un remède quelconque. Nous comptons pour rien les usages auxquels un remède peut être utile si, dans tous les cas, il ne remplit pas le but que nous aurions voulu d'une manière générale atteindre quand même.

Presque en même temps, Calliens employait les inhalations d'oxygène dans deux cas de phthisie. Le résultat, dit l'auteur, dans les deux cas fut très satisfaisant.

Sous ce titre : *Positiones chimico-medicæ de aere vitali,*

seu dephlogisticato, *tanquam novo sanitatis præsidio*, Alexandre Poulle soutint à Montpellier, en 1784, une thèse latine pour le baccalauréat. Voici l'analyse qu'en donne le *Journal de médecine* de Vandermonde, tome LXIII, 1785 : « L'air vital est cette partie de l'atmosphère qui soutient la respiration des animaux et la flamme... l'art le tire surtout du nitre, et la nature des feuilles des végétaux. L'air de la mer et celui de la campagne en contiennent plus que celui des villes et des montagnes très élevées. Les animaux vivent cinq ou six fois plus longtemps dans une quantité donnée de cet air, que dans une pareille quantité d'air atmosphérique. C'est à cet air que le sang doit sa vitalité, il est l'aliment de la chaleur animale ; il convient aux asthmatiques, dont l'état n'est pas fondé sur un excès d'irritabilité, dans la phthisie, pourvu qu'il n'y ait ni inflammation, ni sensibilité excessive. Il peut servir à purifier l'air qui a besoin d'être renouvelé ; il peut être d'un grand secours pour rappeler à la vie les personnes suffoquées, enfin, il peut prolonger les derniers instants des vieillards, en ranimant le feu de la vie prêt à s'éteindre en eux. » On voit que dans sa thèse, Poulle signale les indications et les contre-indications de l'emploi médical de l'oxygène avec une netteté fort remarquable, pour l'époque où il écrivait.

Cependant, nous voyons ça et là un enthousiasme qui exagère au-delà de toutes limites les applications de cet agent thérapeutique ; non content par exemple, de vanter l'oxygène dans les fièvres bilieuses, putrides, malignes, il va même jusqu'à le recommander dans la peste....

En 1786, Bergius médecin de Stockholm, obtint un soulagement momentané en faisant respirer l'oxygène à une malade atteinte de phthisie pulmonaire. Il voyait dans la respiration de l'oxygène un excellent remède dans la phthisie, pour apporter un grand soulagement dans cette cruelle maladie. Malheureusement comme tant d'autres, il n'obtint dans ces cas que des soulagements, et la malade que nous avons citée plus haut mourut peu après. Du reste, les médecins qui prescrivirent l'air vital peu de temps après la découverte de Priestley, avaient tous pour but de faciliter l'hématose ; ils pensaient : « d'après les propriétés vivifiantes de ce gaz, qu'on pourrait l'employer avec beaucoup d'avantages dans le traitement des états morbides, où les propriétés vitales semblent diminuées, la phthisie pulmonaire, les affections scrofuleuses, etc... D'après ces idées, puisque les malades succombent par suite de la gène apportée dans la respiration, en mettant les bronches en contact avec l'air vital, la guérison devait être le résultat certain de cette médication. Ils espéraient qu'en augmentant la qualité de l'air inspiré, ils obvieraient au défaut de quantité. »

Tels furent, pour la plupart, les motifs qui firent que les médecins de la fin du xviiie siècle employèrent l'oxygène soit pur, soit mélangé à l'air, dans les différentes affections de poitrine.

Les procédés employés étaient plus ou moins ingénieux, et variaient souvent avec l'opérateur. On enfermait le malade dans une armoire où l'on faisait arriver l'air déphlogistiqué, au moyen d'une cornue dont le col pénétrait dans les parois de l'appareil. Mais les ballons de toile furent promptement mis en usage, et Scheele chimiste suédois, voyant qu'il était impossible de transporter certains malades dans ces sortes de coffres, donna le conseil de remplir d'air vital de vastes ballons de toile ou de taffetas, rendus imperméables à l'aide d'un vernis, d'adapter un tube flexible muni d'un robinet à ces ballons, et de le faire respirer lentement.

En 1787, la Société royale de médecine mit au concours la question de l'utilité de l'endiométrie et des services qu'elle pouvait rendre à l'art médical. Le mémoire couronné fut celui de Jurine, professeur à Genève. « Si tous les examens que j'ai faits avec l'air de la respiration dans les maladies avaient été aussi concluants que celui-là, il m'aurait été bien agréable d'avoir à les rapporter. Je dois placer ici une observation qui devient intéressante, par le long usage qu'on a fait de l'air vital dans une maladie de poitrine et qui m'a été communiquée par un de mes amis, qui est professeur de physique ; c'est lui-même qui l'a fait sur mademoiselle M..., âgée de 31 ans. »

Cette malade atteinte de phthisie pulmonaire respira pendant plus de six mois, deux fois par jour, de l'air vital renfermé dans une cloche qui contenait environ 700 onces d'eau. Elle respirait d'abord en se pinçant le nez pendant environ dix minutes, ou jusqu'à ce que la facilité qu'elle éprouvait en commençant se changeât en difficulté ; on fermait alors le robinet, et on laissait reposer la cloche sur l'eau, à peu près douze heures ; après quoi elle en respirait l'air environ encore cinq minutes.... Mon ami était persuadé que si elle eût voulu se soumettre à un régime seulement raisonnable, elle aurait vécu beaucoup plus longtemps ; mais elle gâtait tout le bien que ce remède pouvait lui faire, en vivant dans le plus grand monde, en soupant continuellement dehors et en mangeant beaucoup et sans choix ; enfin, en menant un genre de vie qui aurait été nuisible à une personne bien portante (*loc. cit*, p. 50).

Ici encore nous retrouvons l'exagération commune à tous les médecins de cette époque ; on pourrait employer ce gaz dans les maladies qui annoncent le besoin de donner du ton aux fibres nerveuses et d'augmenter le principe de la vie... On connaît enfin l'innocuité de l'insufflation sous-cutanée de l'air vital, mais on n'est pas encore instruit de son efficacité, quoique par l'analogie de telles tentatives semblent promettre beaucoup, soit dans les douleurs de rhumatismes chroniques, soit dans les maladies cutanées. » *Mémoires de la Société royale de médecine*, tome X.

Mensching, à Gœttingue en 1787, dans une dissertation latine intitulée : *Dissertatio physico-medica de æris dephlogisticati in medicinæ usu*, résume les théories de Priestley, Lavoisier, Scheele, Achard et Fontana. Il vante l'emploi de l'air déphlogistiqué, dans l'asthme convulsif, la consomption produite par la phthisie pulmonaire, les fièvres bilieuses et malignes, le hoquet, la phthisie pituiteuse. Il croit cet agent destiné à jouer un rôle important en thérapeutique (*Journal de médecine*, vol. LXXIV).

Edm. Goodwyn physiologiste anglais fit, lui aussi, plusieurs expériences pour montrer l'action de l'air sur le sang. Il proposa l'insufflation de l'oxygène dans l'asphyxie.

Gorcy, médecin de l'hôpital militaire de Neufbrisach en 1789, publia un mémoire sur les différents moyens de rappeler les asphyxiés à la vie. Il inventa un soufflet apodopnique ayant pour but de retirer le gaz contenu dans les poumons et de le remplacer par de l'air éminemment respirable, préférable à la mofette atmosphérique de Lavoisier (air ayant déjà servi à la respiration). Dans cet appareil. l'oxygène était contenu dans une vessie communiquant avec un des corps de pompe.

Heus Courtois, en 1790, Van Marum en 1793 s'occupèrent également des effets de l'oxygène et de ses applications à l'asphyxie.

Rapportons ici une lettre de Chaptal, professeur de chimie à Montpellier, à Berthollet, elle porte la date du 1er septembre 1789, et nous la trouvons dans les *Annales de chimie*, tome IV, p. 21.

« Vous connaissez, monsieur, les observations de M. Calliens et de plusieurs autres, d'après lesquelles on a cru avoir enfin trouvé dans l'usage du gaz oxygène un spécifique contre la phthisie pulmonaire ; j'avoue que les propriétés actives de ce gaz ne m'ont jamais permis de croire à toutes les merveilles qu'on publiait à ce sujet, et j'ai toujours regardé la chaleur qui s'excite dans le poumon quand on le respire comme un effet qui devait en faire proscrire l'usage dans ces maladies. Néanmoins, comme ces maladies sont d'ordinaire incurables, il ne faut pas abandonner sans de très-bonnes raisons des remèdes dont les effets paraissent avoir été constatés, et j'ai saisi avec empressement l'occasion d'employer l'air vital dans deux phthisies confirmées.

Un des malades qui fait l'objet d'une de ces observations était à la dernière période de sa maladie, lorsqu'un de mes amis lui proposa de l'air vital. L'effet en fut si prompt que dans l'espace de trois semaines il fut en état de se lever, et eut assez de forces pour fournir d'assez longues promenades. Il rechuta six mois après et n'ayant plus la commodité de respirer cet air il mourut. Ce jeune homme désirait avec ardeur l'emploi de l'oxygène, il se sentait soulagé dès qu'il le respirait, il éprouvait une sensation de chaleur qui de la poitrine se répandait dans tous les membres et paraissait animer par degrés et vivifier cette machine défaillante.

J'ai eu occasion de faire des observations parfaitement semblables sur un autre jeune homme âgé de 22 ans. L'effet du remède n'a pas été heureux, mais il a inspiré la même gaîté, et sous ce seul point de vue, ce remède est précieux ; car dans des cas désespérés, c'est un remède très avantageux que celui qui répand des fleurs sur les bords de notre tombe, et nous masque l'horreur de ce passage effrayant.

L'effet de ce gaz dans le poumon me fit croire qu'il pouvait convenir dans les cas où ce viscère est engorgé par des humeurs pituiteuses et toutes les fois qu'il s'agit d'animer et de réveiller cet organe languissant ; en conséquence, j'ai essayé de le faire respirer à un asthmatique qui en a été prodigieusement soulagé. Je crois qu'il ne convient que que dans les cas d'asthme humide, et qu'il serait dangereux dans l'asthme sec. Je dois donc observer à ceux qui seraient tentés de faire usage du gaz oxygène, qu'il est très dangereux d'employer celui qu'on extrait des oxydes mercuriels. J'ai observé constamment que l'usage de cet air produit la salivation au bout de quelques jours.

Je ne doutai pas d'après cette observation qu'il ne tînt en dissolution quelque peu de mercure et je me suis convaincu de ce fait par plusieurs expériences... »

À cette époque les observations publiées, les résultats proclamés par plusieurs médecins causèrent un grand intérêt dans tout le corps médical, et le gouvernement consulta l'Académie pour savoir son opinion sur l'opportunité d'un remède qu'on disait si efficace dans le traitement de la phthisie pulmonaire.

Foucroy chargé du rapport, le lut dans la séance publique de la Société royale de médecine en 1789.

Foucroy, fit quelques expériences physiologiques ; il plongeait un animal dans une cloche pleine d'oxygène et constatait que la respiration s'accélerait, la dilatation de la poitrine devenait aussi plus considérable, le cœur et les artères se contractaient avec plus de force et de vitesse que dans l'état naturel ; bientôt l'animal était dans un véritable état fébrile, les yeux rouges et saillants, la sueur coulant de toute part sur son corps, la température s'élevait singulièrement : enfin l'animal « attaqué d'une fièvre inflammatoire très aiguë, qui se termine par une gangrène et une sidération dont la poitrine est le principal siége. » Annales de Chimie, tome IV p. 83 et suiv.

Nous verrons plus loin que ces expériences sont en contradiction avec toutes celles qui ont été faites dans ces dernières années avec un oxygène véritablement pur, avec toutes les précautions nécessaires pour ménager la sortie de l'acide carbonique produit. Nous pouvons en effet nous demander si, comme le faisait remarquer le professeur Bérard dans son cours de physiologie, l'oxygène employé ne contenait pas du chlore, ce qui peut arriver quand on extrait ce gaz du chlorate de potasse. Dans tous les cas nous ne voyons pas qu'on ait pris les précautions nécessaires pour éviter l'action nuisible de l'acide carbonique.

Enfin Foucroy avec des théories que nous ne discuterons pas, croyant que l'oxygène « porte l'incendie dans les vaisseaux pulmonaires en y versant un torrent de chaleur » a pensé que l'air vital était contre-indiqué dans toutes les maladies « où la chaleur et le mouvement sont déjà trop énergiques, et pourrait être utile dans toutes les affections caractérisées par la sensation de froid et la lenteur des mouvements. » Il en a vu les bons effets dans la chlorose des jeunes filles, les affections scrofuleuses des enfants, les empâtements du bas-ventre qui sont si communs à cet âge, l'asthme humide et chronique, les obstructions du bas-ventre, l'affection hypochondriaque, le rachitis commençant, les dyspnées opiniâtres accompagnées de pâleur de la peau et de faiblesse générale. Ses effets avantageux dans les maladies se sont manifestés par une augmentation très sensible de chaleur à la peau, par la coloration du visage, par l'accélération du pouls.

Si Foucroy devait contribuer à faire abandonner l'oxygène dans le traitement de la phthisie pulmonaire, en revanche, il en est vraiment prodigue dans une foule d'affections trop vagues, il est vrai, pour qu'on puisse en tirer des déductions thérapeutiques d'une grande importance. En rappelant que Foucroy conseille beaucoup l'oxygène dans la syncope et l'asphyxie par l'effet de « l'air impur et méphitisé » nous terminerons ces longues citations.

Nous nous sommes peut-être beaucoup étendu sur les travaux de Foucróy, nous devions cependant souligner cette époque, car ce médecin est un de ceux qui s'occupèrent le plus longtemps de la question que nous traitons.

En 1791 Kurt Sprengel a recommandé le gaz oxygène dans la phthisie atonique, mais en le rejetant dans la phthisie inflammatoire. A la même époque d'autres médecins allemands publièrent aussi des observations en assez grand nombre.

Dumas, professeur de physiologie à Montpellier, dans les notes qu'il a ajoutées à sa traduction de (*l'essai sur la nature et le traitement de la phthisie pulmonaire*, Lyon 1792, de Thomas Reid) prétend avoir produit de toutes pièces la phthisie chez des chiens qu'il forçait à respirer l'air vital pendant plusieurs semaines et douze heures par jour. Dumas ne dit pas comment il préparait l'oxygène, et dans son compte-rendu rien ne prouve qu'il s'agisse de la phthisie. Il tua le chien après un certain temps et à l'ouverture de la cavité thoracique « je trouvai, dit-il, la partie droite remplie d'une sérosité âcre et de beaucoup de sang grumelé. L'humeur séreuse jetée sur des charbons ardents, se dissipa dans l'air, à l'exception d'une pellicule qui s'éleva sous forme de vessie, et demeura longtemps attachée aux charbons. Le sang coagulé présente une consistance charnue, analogue à celle de la couenne pleurétique, et il s'était cantonné vers la partie supérieure des poumons correspondante aux bronches et à la trachée. Les vaisseaux bronchiques en paraissaient même farcis et distendus. La plèvre était déjà légèrement adhérente.

Aux poumons, surtout dans leur partie inférieure, qui se trouvait en même temps collée à toutes les parties adjacentes, cette membrane était rouge, tuméfiée et comme frappée d'inflammation. Les poumons rougis et semés de petites déchirures avaient contracté un endurcissement considérable, comme il arrive aux organes qui sont demeurés longtemps enflammés. Enfin j'aperçus dans le voisinage des bronches une petite plaie suppurante, dont les bords durs et cailleux menaçaient de dégénérer bientôt en ulcères.

L'inspection anatomique de ces parties ne me permit pas de douter que l'oxygène avait porté une action irritante sur le poumon, et qu'il en était résulté tous les accidents ordinaires de la phthisie. »

Cette seule expérience ne démontre pas pour nous l'action nuisible de l'oxygène. Le récipient pouvait contenir beaucoup d'acide carbonique ; en outre, l'oxygène avait-il été purifié ? Nous dirons aussi que douze heures par jour sont une limite que l'on est loin d'atteindre en thérapeutique, et cela dans des conditions bien différentes puisque les inhalations se font à l'air libre.

Du reste, les autres expérimentations que nous aurons à rapporter nous conduiront à des conclusions bien différentes de celles de Dumas.

Wedgwood, l'inventeur du pyromètre, eut l'idée de fonder un établissement de médecine pneumatique. Il mourut en 1795 sans avoir pu mettre ce projet à exécution. Mais Beddoës devait, quatre ans plus tard, créer cet institut ainsi que nous l'apprend Sprengel (*Histoire de la médecine*).

Beddoës et James Watt publièrent à Londres, en 1796, un ouvrage intitulé : *Considérations sur les airs factices et leurs effets médicinaux*. Ils passent en revue les effets des

divers gaz alors en usage, et particulièrement de l'oxygène.
Enfin, le tome VI de la *Bibliothèque britannique*, 1797 et le
Recueil périodique de littérature médicale étrangère, 1798,
tome Ier, donnent un résumé des mémoires de Beddoës. Il
serait trop long de donner ici ce résumé ; nous nous contenterons d'en donner quelques extraits, non sans constater
toutefois avec Demarquay qu'un excellent esprit de critique
présidait aux recherches de Beddoës sur l'utilité thérapeutique des gaz. Et s'il mit beaucoup d'ardeur à s'occuper de
cette question, nous voyons que loin de s'enthousiasmer
des résultats obtenus, il dit lui-même : « Quand on veut
être logique, on ne doit pas admettre une pareille vertu,
jusqu'à ce qu'on ait fait un bon nombre d'expériences com-
paratives » (*Considérations sur les airs factices*, p. 80).

Beddoës fit de nombreuses expériences physiologiques.
Une de ses conclusions est celle-ci : « l'oxygène peut être
accumulé dans le sang au point de rendre l'animal qu'on
a ainsi surchargé, capable de supporter mieux et plus longtemps un manque de respiration. Des plongeurs par
exemple pourraient rester beaucoup plus longtemps sous
l'eau et y seraient beaucoup moins exposés à se noyer si,
avant de plonger, ils avaient la précaution de respirer, pendant quelque temps, un air très oxygéné. »

La faiblesse et la pâleur que présentaient les scorbuti-
ques lui fit penser que le sang dans cette maladie accuse
un défaut d'oxygène.

Quant à l'emploi de l'oxygène en thérapeutique Beddoës
le fit sur une vaste échelle. Il fait de l'oxygène un médicament excitant, stimulant, il le conseille dans plusieurs
affections de langueur, affections asthéniques et carac-

térisées par l'épuisement, l'atonie ou le manque d'irritabilité.

Il le rejette complètement pour la guérison de la phthisie
pulmonaire. Il dit avoir obtenu de bons effets dans l'asthme
et dans l'épilepsie, mais comme il le dit lui-même « systé-
matiquement incrédule, il ne faut pas s'empresser de
publier des cas de guérison par tel ou tel moyen ; le temps
seul, dans ces maladies à longues périodes, peut renseigner
le médecin sur le résultat définitif d'un traitement. Je ne
vois pas en effet, comment sans un scepticisme de bonne
foi, il est possible dans quelque branche des connaissances
que ce soit, d'éviter l'erreur pas plus que d'arriver à la
vérité sans l'amour de la recherche. »

Dans trois cas d'épilepsie l'oxygène n'a pas eu un bon
résultat. Dans l'hystérie, l'air vital après avoir réussi dans
un cas, semble, au contraire, avoir aggravé l'état de cinq
autres malades. Dans la lèpre tous les malades soumis à
ce traitement ont été guéris. L'oxygène aurait guéri la
lèpre des Juifs si ces derniers avaient connu les effets mer-
veilleux de ce gaz. Dans la chlorose le sang est jusqu'à un
certain point privé de l'élément qui lui donne sa couleur
et sa consistance naturelles et qui entretient l'action des
vaisseaux destinés à le porter dans toutes les parties du
corps. La pâleur, la langueur des malades, la fatigue et
l'oppression qu'elles éprouvent au moindre mouvement, la
suppression des règles, étaient des indications de l'emploi
de l'oxygène qui dans bon nombre de cas rendait de grands
services.

Beddoës en fit également usage dans la dyspepsie, les
migraines chroniques, la paralysie, les spasmes et divers

troubles nerveux. Il rapporte deux cas d'hydropisie de poitrine.

Sur vingt-deux cas d'asthme traités par les inhalations d'oxygène il y a eu dix guérisons : dans neuf de ces cas on a obtenu un soulagement marqué, et dans trois autres cas pas d'amélioration.

Chez trois malades cancéreux il aurait obtenu un soulagement marqué. De même chez des individus anémiés plusieurs ulcères scrofuleux auraient été guéris. Nous ferons remarquer que Beddoës n'employait que les inhalations, car il ne fit pas d'applications locales.

Le tome VI de la *Bibliothèque britannique* donne plusieurs observations extraites de l'ouvrage de Beddoës. Demarquay dans son livre remarquable sur *La pneumato logie* donne également trois observations du même auteur (traduction de l'ouvrage du médecin anglais par le Dr Cyr). Malgré leur intérêt nous ne pouvons les reproduire, le cadre restreint de notre historique ne nous le permet pas.

En 1798, Brasdor et Delunel firent un *Rapport à la Société de médecine de Paris* sur deux machines proposées par Schiferli, l'une pour l'application médicale interne ou l'inhalation, l'autre pour l'application externe des fluides élastiques.

Cette même année un médecin du nom de Burdin créa à Paris un établissement pneumatique. Nous ne pouvons décrire ses appareils (*Journal de Médecine* rédigé par Sédillot 1798, tome VII).

Odier et plusieurs médecins de Genève employèrent vers 1799, le gaz oxygène sous forme de boisson, ils le faisaient dissoudre dans l'eau à l'aide d'une pression assez considérable. Dans diverses observations d'hystérie, de spasmes de l'estomac, d'inappétence, d'aménorrhée, de crampes hystériques, d'asthme, d'hydropisie asthénique cette médication qu'il appelle antispasmodique, tonique lui a parfaitement réussi. Les forces revinrent avec l'appétit et la gaieté. L'eau oxygénée a été également très efficace dans la convalescence si longue à la suite des fièvres. Odier en prit lui-même à la suite d'une fièvre tierce qui l'avait affaibli et s'en trouva bien.

Beddoës mourut en 1808 et l'usage de l'oxygène tomba pour ainsi dire dans l'oubli pendant de longues années. Du reste, l'établissement pneumatique qu'il avait fondé était dissous déjà depuis plusieurs années, ainsi que nous l'apprend Joseph Frank qui avait fait un voyage en Angleterre en 1804.

L'abandon que l'on fit alors de ce moyen de traitement nous paraît s'expliquer par les résultats malheureux obtenus par plusieurs médecins de cette époque qui persistaient à employer l'oxygène dans la phthisie pulmonaire. Ces résultats effrayèrent ceux qui l'employaient, l'engouement que l'on avait eu auparavant disparut au point de faire abandonner ce mode de traitement même dans les cas où il avait réussi.

En effet dans le premier quart du xix° siècle, à notre connaissance du moins, on publia peu de chose au sujet de l'oxygène comme moyen thérapeutique.

Pendant l'épidémie de choléra qui sévit à Calcutta de 1819 à 1821 des médecins anglais eurent l'idée d'appliquer l'oxygène dans la période asphyxique et lorsque l'algidité et la cyanose étaient très prononcées. Les résultats ne furent pas encourageants. Cependant comme nous le verrons bientôt, on eut recours à l'oxygène dans plusieurs épidémies qui suivirent.

En 1826 on commence à s'occuper de nouveau de l'oxygène. Nous trouvons en effet dans les *Archives générales de médecine*, 1re série, 4me année, tome X, une note lue par Millingen, médecin anglais, dans la séance de l'Académie royale de médecine, février 1826. Millingen y traite de l'inspiration du gaz oxygène comme moyen thérapeutique. En le faisant prendre à la dose de six à huit bouteilles par jour étendues en trois parties d'air atmosphérique, il en a retiré d'heureux effets dans la chlorose, les leucorrhées atoniques, les engorgements de viscères abdominaux, les ascites, l'asthme etc. A la séance suivante il présente un gazomètre qui offre cet avantage qu'on peut mesurer les proportions d'oxygène et d'air atmosphérique qu'on fait respirer. Cet instrument est tout à la fois simple et d'une grande économie, puisqu'avec une livre d'oxyde de manganèse il fournit vingt à trente bouteilles de gaz oxygène. On pourrait l'employer à injecter de l'air dans les poumons des asphyxiés et en général à administrer tous les airs médicamenteux.

En 1830, Broughton, membre de la Société royale de Londres, publia un travail intitulé : *Recherches expérimentales sur les effets physiologiques de l'oxygène et d'autres gaz sur l'économie animale. Les Archives générales de médecine,* 8me année, t. XXIII, en donnent un long extrait dans lequel neuf expériences faites par Broughton sont rapportées ainsi que les conclusions. Les expériences furent faites pendant le cours de trois années, de 1827 au commencement de 1830. L'analyse de ces expériences nous entraînerait trop loin. Les conclusions de Broughton ne sont pas favorables à l'oxygène ; mais en revanche ces expériences ne sont pas à l'abri de sérieuses objections. Broughton dit que l'oxygène pur ou un excès d'oxygène tue infailliblement les animaux qui le respirent dans l'espace de quelques heures. Mais il n'a pas pris le soin d'évacuer l'acide carbonique produit sous les cloches qui contenaient les animaux en expérience.

Or, Claude Bernard a montré depuis que les animaux meurent dans l'oxygène pur ou dans une atmosphère très riche en oxygène, bien avant d'avoir épuisé l'oxygène de l'espace confiné. Ils y meurent parce que l'acide carbonique contenu en excès dans cet espace clos est un véritable poison (Boussingault), ou parce qu'il s'oppose à ce que le sang veineux puisse se débarrasser de l'acide carbonique qu'il contient, étant mis en présence de ce même gaz (Cl. Bernard). En un mot les animaux meurent empoisonnés par l'acide carbonique.

Broughton n'a pas, du reste, analysé l'air contenu dans les cloches après la mort des animaux. Une bougie à demi éteinte pouvait, il est vrai, s'y rallumer. Mais que se passait-il sous la cloche pendant l'expérience ? On opérait la plupart du temps avec un animal de très petite taille et très jeune. Or, tout l'acide carbonique produit venant, par son poids, s'accumuler à la partie inférieure du récipient, le petit animal était bientôt asphyxié.

Mais revenons aux applications thérapeutiques que nous avons surtout pour but de résumer. Nous avons vu plus haut l'emploi fait de l'oxygène pendant l'épidémie de choléra à Calcutta. En 1830 et 1831 en Russie et en Pologne on n'obtint aucun bon résultat.

Millingen, dont nous avons déjà parlé, avait pourtant à cette époque publié une brochure sur le choléra-morbus. Admettant l'absence d'oxygène dans le sang noir et épais des cholériques, il propose les inhalations d'oxygène comme un puissant moyen curatif.

Malheureusement les expériences de Davy, Rayer, Persoon, Doyère ont démontré que l'air expiré par les cholériques cyanosés contient plus d'oxygène que l'air expiré à l'état normal.

En mai 1849, M. Doyère, dans un mémoire présenté à l'Académie des sciences, a confirmé les expériences de Rayer. Ses expériences, faites dans le service de Chomel, l'ont amené à conclure que dans le choléra il y a une diminution considérable d'acide carbonique et cela dans un rapport direct avec la gravité de la maladie, surtout dans la période algide ; l'absorption de l'oxygène dans la respiration des cholériques est d'autant plus faible que la cyanose est plus avancée.

Les médecins, dit M. le Dr Lavaysse dans son excellent travail sur lequel nous aurons à revenir, les médecins, dit-il, en prescrivant l'inhalation de l'oxygène dans le choléra, ont pensé que cette médication excitante tonique, activerait la circulation en ranimant l'action du cœur et la chaleur animale, et faciliterait ainsi l'hématose et par suite la réaction. Ils faisaient une médecine de symptômes ne pouvant pas s'attaquer au principe du mal.

Dans une brochure et dans deux communications à l'Académie des sciences et à l'Académie de médecine, avril 1832, Coster propose l'inspiration de l'oxygène, mais pour que ce moyen soit efficace, il ne suffit pas, dit-il, de faire respirer ce gaz à la dose d'un ou deux litres, il faut qu'il soit administré largement et pendant quelques heures. Ce médecin a employé ce moyen sur plus de dix personnes dans la proportion de trois parties d'oxygène pour une partie d'air atmosphérique. « Toujours les malades ont éprouvé instantanément du bien être. » Il rapporte même un cas de guérison.

Biett dans la même séance dit avoir eu recours à ce remède sans succès, dans la dernière période de la maladie.

Bailly, Magendie à l'Hôtel-Dieu, Broussais au Val-de-Grâce n'eurent pas plus de succès en cherchant à faire usage d'un gaz qui n'était pas absorbé. « On a espéré que par l'inspiration de l'oxygène ou du protoxyde d'azote on parviendrait à stimuler l'économie et à rappeler la vie prête à s'éteindre. Mais la respiration des cholériques est si affaiblie qu'il est difficile de faire pénétrer dans les poumons une quantité de gaz assez grande pour produire un effet salutaire. Pendant la période asphyxique du choléra, on a tenté de ranimer les battements du cœur par le gaz oxygène, mais sans succès ; nous disons sans succès, car pour une guérison que l'on cite, on éprouve dix revers (*Journal de médecine et de chirurgie pratiques*, t. III, 1832).

Le Dr Martin Saint-Ange employait en 1832 pour combattre l'asphyxie cholérique, une eau saturée d'oxygène aromatisée et additionnée de teinture de musc, de cannelle ou de menthe.

En 1848 l'oxygène fut encore employé dans le choléra.

Au mois d'octobre de cette même année M. de Smyttère en fit le sujet d'une communication à l'Académie des sciences. Il dit avoir observé qu'une animation nouvelle et une réaction salutaire, suivent de près l'emploi de ce moyen tout à fait rationnel. Il regarde l'oxygène dans la période si dangereuse du froid et de prostration, et lorsque les fonctions intestinales et cutanées sont profondément perverties, comme le remède le plus prompt et le plus efficace entre tous ceux employés jusqu'à ce jour. Il propose également l'emploi de l'oxygène dans l'asthme suffocant, les affections pulmonaires apyrétiques et nerveuses, où le sang ne peut facilement s'hématoser, et où l'asphyxie est imminente, dans la cyanose, la chlorose, l'anémie consécutive aux grandes hémorrhagies, lorsque la vie est en danger, etc.

Le Dr Hutin ayant aussi employé l'oxygène à Bône (Afrique), dit qu'il a réussi ni mieux ni plus mal que tout autre, mais que dans une maladie dont la marche est si rapide, il y aurait un grand inconvénient à s'en reposer uniquement sur l'oxygène, dont l'efficacité paraît au moins incertaine. Ici nous ne saurions mieux faire que de renouveler la judicieuse remarque de M. de Lavaysse. On pourrait, dit-il, répondre à M. le Dr Hutin que l'oxygène est un médicament excitant, tonique, qu'il stimule l'hématose, ranime la chaleur animale, remonte les forces, vivifie l'individu, en un mot que l'inhalation de ce gaz peut servir d'auxiliaire à toute autre médication et ne nuit à aucune.

Les docteurs d'Olivé, de Nogent-sur-Seine, Hossard, d'Angers, employèrent aussi les inhalations dans le choléra. Mais si dans cette maladie le remède n'a pas été très efficace, ils ont constaté dans plusieurs autres affections

l'efficacité de ce mode de traitement (*Académie des sciences,*
1849, t. XXXI).

Enfin le docteur Hatin, dans un rapport sur le choléra-
morbus asiatique présenté à la Société médicale du dix-
neuvième arrondissement de Paris pendant le cours de l'é-
pidémie de 1849, dit qu'en combinant les inspirations
d'oxygène avec les excitations galvaniques de l'électro-
puncture on fera quelque chose d'utile au malade. On ra-
nimera peut-être la fonction lauguissante et la vie prête à
s'éteindre.

Les épidémies de 1854 et 1865 furent un peu moins
meurtrières, et les inhalations d'oxygène furent peu employées.

Le docteur Ozanam communique à l'Académie des
sciences un mémoire sur l'eau oxygénée. Il lui donne le
nom d'eau oxygénatée pour qu'on ne puisse la confondre
avec le byoxyde d'hydrogène découvert par Thenard. Il en
indique le mode de préparation. Cette eau laissée à l'air
libre contient de un vingtième à un quart d'oxygène. Dans
son état de dissolution forcée, il y a un demi volume du
gaz ; l'eau ordinaire ne contient que 1/125 d'oxygène. Il re-
connaît à ce médicament trois modes d'action : 1° action
reconstituante sur le sang dans les cas où l'hématose est
incomplète, comme dans la dyspnée, l'asthme, les as-
phyxies lentes, la cyanose, les maladies du cœur, les hé-
morrhoïdes, les congestions viscérales hémorrhoïdaires.
2° Une action oxydante ou métamorphique, utile dans la
goutte, la glycosurie, la gravelle d'acide urique et oxalique,
et peut-être dans la scrofule. 3° Une action excitante et

régulatrice sur le cerveau et la glande thyroïde. De là son importance dans le traitement du goître et du crétinisme.

L'oxygène calme momentanément la dyspnée asphyxique, mais augmente beaucoup la fièvre. Dans le cancer ulcéré, l'eau oxygénée ranime assez bien la vitalité et les forces; les plaies prennent une couleur plus rose et plus vive, mais ne guérissent point... (*Académie des sciences*, 1861, t. LIII).

Dans une lettre à M. Dumas, M. Maumené propose le vin oxygéné comme tonique. Ce vin chargé d'oxygène produit, peu de temps après qu'on l'a bu, une chaleur très sensible, comme les meilleurs vins vieux et une sensation de bien être général, caractérisée, sans être trop intense cependant. L'eau oxygénée ne produit aucune sensation bien notable la première fois, il lui a semblé qu'en continuant de la boire pendant plusieurs jours il éprouvait une amélioration réelle de la respiration et même de la digestion (*Annales de physique et de chimie*, t. LXIII, 1861).

En 1865 le docteur Foucras publia dans sa thèse inaugurale quatre cas de gangrène sénile traités par l'oxygène.

Enfin en 1866 parut le remarquable ouvrage de Demarquay, ainsi que la thèse d'un de ses élèves M. le docteur de Lavaysse. Nous ne pouvons résumer le livre de Demarquay. Il traite de l'application de divers gaz à la thérapeutique, notamment de l'acide carbonique et du protoxyde d'azote. Quant au chapitre où il est question de l'oxygène, nous ne saurions mieux faire que d'y renvoyer le lecteur. On verra dans ce livre l'œuvre entière du maître qui, à une époque où cette médication était presque tombée dans l'oubli, sut par de savantes recherches montrer qu'il y avait dans cette méthode un précieux secours pour l'art de guérir.

Nous ne pouvons également reproduire les nombreuses observations publiées dans cet ouvrage, nous n'en donnerons qu'un court aperçu en les rapprochant de celles que nous avons pu recueillir sur le traitement de diverses maladies par le gaz oxygène.

Ici nous croyons préférable d'abandonner l'ordre chronologique que nous avons suivi, et de grouper les observations d'une même maladie, espérant montrer ainsi plus clairement les diverses applications que l'on peut faire de l'oxygène en thérapeutique.

Mais avant d'aller plus loin, voyons quelle est l'action physiologique de l'oxygène, et montrons que ce gaz, loin d'être nuisible, peut au contraire être respiré sans danger.

Nous nous sommes surtout proposé l'emploi thérapeutique de l'oxygène, aussi serons-nous très bref sur la physiologie, bien que ce point soit d'une grande importance. La tâche, du reste, nous est rendue facile par les travaux qui ont été faits à ce sujet.

ACTION PHYSIOLOGIQUE DE L'OXYGÈNE

Dans la première partie de ce petit travail nous avons dû rapporter chemin faisant les expériences physiologiques plus ou moins concluantes des savants qui s'occupèrent les premiers de l'oxygène et de ses effets. Le plus souvent il nous aurait été difficile d'isoler ces expériences de l'emploi thérapeutique qu'en faisait l'auteur. Notre historique déjà si incomplet, n'aurait pu montrer suffisamment la part qu'avait prise chacun de ces savants, à la vulgarisation de ce procédé de traitement.

Pour ne pas reproduire ce qui a déjà été dit sur ce sujet, nous nous contenterons de rappeler en quelques lignes ce qui touche de plus près la physiologie.

Nous avons vu comment Priestley après sa découverte entreprit des expériences sur les animaux et sur lui-même.

Spallanzani, le comte Morozzo, Fontana le suivirent dans cette voie.

De même que Priestley, Ingenhousz essaya sur lui-même les propriétés de l'oxygène.

Plus tard en 1791 Lavoisier et Seguin, dans un mémoire lu à l'Académie des sciences, rapportent qu'ils ont fait des expériences sur des cochons d'Inde renfermés dans une grande cloche de verre graduée pleine tantôt d'air ordinaire, tantôt d'oxygène pur, l'animal reposant sur une rondelle de bois excavée, placée sur un morceau de liège ; l'acide carbonique n'était pas absorbé.

Ils ont vu alors qu'un animal isolé soit dans l'oxygène pur, soit dans l'air atmosphérique, éprouve rapidement un violent malaise lorsqu'on n'absorbe pas l'acide carbonique. Les animaux éprouvent des baillements fréquents, s'assoupissent et meurent enfin asphyxiés ; on ne peut les rappeler à la vie que s'ils sont restés peu de temps exposés à l'action du gaz carbonique.

Dans de nouvelles expériences ces deux savants songèrent à absorber le gaz carbonique expiré au moyen d'une rigole creusée dans le support de bois et remplie d'une solution alcaline. Ils se servaient des mêmes animaux pour opérer et l'expérience durait vingt-quatre heures.

L'air vital isolé de tout autre fluide leur parut alors n'avoir par lui-même aucune action nuisible. *Annales de chimie* t. XCI.

Foucroy et Dumas, de Montpellier, eurent aussi recours à l'expérimentation physiologique, mais opérant dans de mauvaises conditions, ils arrivèrent à des conclusions pour la plupart inacceptables aujurd'hui.

A la fin du siècle dernier Beddoës qui, comme nous l'avons vu, s'occupa de l'oxygène pendant une partie de sa vie, arriva aux conclusions suivantes :

1° L'oxygène produit une résistance remarquable à l'asphyxie.

2° Les animaux qui ont respiré de l'oxygène résistent plus longtemps à l'action des mélanges refroidissants.

3° L'action de l'oxygène paraît se localiser principalement dans le système musculaire.

4° L'oxygène est un stimulant de l'irritabilité du cœur et des vaisseaux.

Allen et Pepys concluent de diverses expériences qu'en respirant de l'oxygène pur, il est expiré plus d'acide carbonique. Un jeune homme respira de l'oxygène pur sans éprouver le moindre mal.

Les expériences de Broughton faites trente années plus tard nous ont montré combien il tenait peu compte de l'action nuisible de l'acide carbonique produit sous le récipient par les animaux en expérience.

M. De la Passe dans son *Essai sur la conservation de la vie* et dans deux communications à l'Académie des sciences 1846 et 1847, a étudié l'action de l'oxygène sur les organes de l'homme, et s'est livré pendant trois ans à des expériences sur des animaux.

1° Un oiseau peut vivre au moins trois jours dans l'oxygène pur, mais outre quelques précautions il faut prendre le soin de défendre l'oiseau, au moyen d'un appareil absorbant contre ses propres émanations ; il faut enfin que le gaz ne lui arrive pas complètement sec.

2° Un oiseau et un cochon d'Inde peuvent vivre en parfaite santé dans une cloche, d'où l'on a chassé par degrés l'air au moyen d'un courant d'oxygène, mais il est nécessaire d'absorber au fond de la cloche l'acide carbonique qui se dégage en grande abondance, et il est indispensable que le courant du gaz pur soit maintenu à une certaine intensité et toujours égale, faute de quoi l'animal témoigne du malaise et ne reprend son énergie que lorsqu'on lui rend un rapide courant d'oxygène.

3° Ayant expérimenté sur lui-même, sans appareil convenable, M. de La Passe dit que ces fortes aspirations ne lui ont fait aucun mal, mais quelquefois elles lui ont produit une irritation marquée des bronches. Plus loin, il dit qu'en combinant l'oxygène avec des vapeurs aromatiques et balsamiques, il a obtenu des résultats qui lui paraissent susceptibles d'heureuses applications en pathologie.

M. de La Passe a constaté par des expériences sur lui-même que l'on pouvait vivre plusieurs heures dans une atmosphère saturée d'oxygène, sans éprouver d'autres symptômes qu'un redoublement de vitalité. Il est parvenu à se débarrasser d'atroces migraines par l'usage fréquent des aspirations oxygénées. Plusieurs personnes atteintes de névralgies ou d'affections chroniques des voies respiratoires ont été soulagées et guéries par ce moyen.

Plus loin encore, l'auteur note une accélération du pouls d'environ dix pulsations par minute. Ce symptôme persiste pendant une heure ou deux environ après l'expérience. L'accélération des fonctions digestives et le redoublement marqué de l'appétit, une sensation générale de force et de bien être, avec facilité bien marquée dans les fonctions respiratoires, tels sont les effets éloignés des inhalations d'oxygène.

Enfin, « si, par une chaleur de juillet ou d'août, vous vous enfermez, comme l'a fait l'auteur à Naples en 1843, dans un petit cabinet hermétiquement fermé, vous éprouverez un sentiment d'oppression et d'abattement insupportable ; vous êtes baigné de sueur, vous étouffez.

Faites arriver alors un courant d'oxygène mêlé à des vapeurs balsamiques, aspirez de larges bouffées de ce gaz et laissez le surplus se répandre dan l'appartement, et aussitôt vous respirerez librement ; la sueur s'arrête et vous ressentez un sentiment général de force et de bien être. Vous pouvez même demeurer plusieurs heures dans cette petite pièce, pourvu que vous ayez pris soin de placer à côté de vous un vase contenant de la chaux et de la potasse, pour absorber l'acide carbonique de vos émanations. Vous sortirez de cette étuve frais et dispos, avec un excellent appétit, et la nuit suivante vous dormirez d'un sommeil profond et paisible. » Cité d'après *La pneumatologie*, p. 672.

Bérard, dans son *Cours de physiologie* dit : « Ce que la plupart des auteurs se répétant les uns les autres, ont

écrit de l'action irritante d'une atmosphère riche en oxygène, laquelle enflammerait le poumon, etc., n'a point été
confirmé par les expériences de MM. Regnault et Reiset,
sur les chiens, les lapins et les oiseaux. Ceux qui ont vu
des signes d'irritation avaient peut-être employé de l'oxygène mêlé de chlore, ce qui peut arriver quand on extrait
le gaz de chlorate de potasse. Plusieurs animaux ont pu
séjourner vingt-deux, quatre-vingt-dix, soixante-douze
heures, dans une atmosphère renfermant jusqu'à 96 pour
cent d'oxygène. »

Longet, dans son *Traité de physiologie* s'exprime ainsi :
Divers auteurs admettent que l'inhalation de l'oxygène produit dans les phénomènes essentiels à la vie une accélération beaucoup trop intense, que d'ailleurs l'inflammation
du tissu pulmonaire ne tarde pas à survenir, et que la
mort en est la conséquence nécessaire et plus ou moins rapide. A la vérité, les expériences faites à ce sujet ne sont
pas très nombreuses et toutes ne tendent point à confirmer
entièrement une pareille opinion.

Il rappelle les expériences de Priestley, de Lavoisier et
Seguin, de Allen et Pepys, qui prouvent que les animaux
renfermés dans un appareil plein d'oxygène pur, n'ont
manifesté aucun signe de souffrance. *Traité de physiologie,*
t. Ier, 1859.

En 1859, MM. Demarquay et Lecomte adressèrent un
mémoire à l'Académie des sciences. Ils y étudiaient surtout
l'action de l'air et de ses éléments sur les plaies sous-cutanées.

Le 25 janvier 1864 MM. Demarquay et Lecomte présentent à l'Académie des sciences un nouveau mémoire inti-

tulé : *de l'action de l'oxygène sur les animaux.* Puis le
8 février et le 7 mars ils communiquent le complément de
ce travail. M. de Lavaysse en a fait une analyse, d'autant
plus exacte qu'il avait pris part à toutes les expériences

Faisons remarquer que Demarquay a institué ces expériences avant d'appliquer l'oxygène à la thérapeutique. Il
vit : 1° que des chiens peuvent respirer pendant longtemps
trente, quarante litres d'air vital et même plus sans mani-
fester autre chose qu'une vive gaîté et un grand appétit ;
2° sur des chiens auxquels on avait fait plusieurs incisions
au cou et aux aines Demarquay vit toujours la plaie devenir plus vasculaire, rougir vivement, une sérosité abondante s'écouler de la plaie, les bourgeons charnus devenir
exubérants, de petites ecchymoses, des sugillations sillon-
ner la plaie. La température prise dans le rectum au commencement de l'expérience était de 39°,3 dixièmes ; après
quatorze minutes le thermomètre accusait 39° 2 dixièmes
mais peut-être la durée de l'expérience avait-elle été trop
courte pour amener un changement de la chaleur animale ;
3° Demarquay renferma des animaux dans un appareil
contenant une atmosphère riche en oxygène, mais l'analyse
des gaz restant dans l'appareil ne fut pas faite, et les précautions prises pour l'absorption de l'acide carbonique
devaient être rigoureuses ; 4° le même auteur fit encore
des injections dans le système veineux. Il constata qu'on
ne pouvait faire subir au sang veineux aucun changement
de coloration, bien qu'on injectât jusqu'à 1800 centimètres cubes d'oxygène par la jugulaire, la crurale, la
veine-porte, la veine-cave inférieure.

Le point important de ces expériences faites sur des chiens, c'est que l'on observa sur les animaux porteurs de plaies à l'aisselle, à l'aine les phénomènes signalés plus haut lors de la respiration de l'air vital. Cette modification des plaies observée du reste plus tard sur plusieurs malades à la suite des inhalations ou des applications locales, prouve bien qu'il y a absorption de ce gaz par le sang.

Le 15 juillet 1863, Demarquay se soumit à l'inhalation du gaz vital. Pendant quatre à cinq minutes il inspira par la bouche et expira par le nez un mélange d'air et d'oxygène environ dix litres de chaque. Le 17 juillet même essai, le pouls s'élève de 12 pulsations, chaleur douce dans la poitrine, moiteur de la peau, sorte d'ivresse éphémère; sensation d'une constriction, d'une barre au front; il éprouve le besoin de faire de grandes inspirations; léger étourdissement pendant quelques secondes.

Ces expériences furent faites en présence de plusieurs médecins. Quelques-uns de ceux-ci, les internes et externes du service respirèrent les jours suivants de l'oxygène pur jusqu'à la dose de plus de trente litres par jour. Après cette expérimentation physiologique longtemps répétée, on fit respirer de l'oxygène aux malades dans divers états pathologiques que nous passerons en revue plus loin.

Les phénomènes observés par les différentes personnes furent ceux-ci : Légère sensation de chaleur dans la bouche, le pharynx, la poitrine, sensation agréable, sorte de bien être indéfinissable, très marqué chez quelques sujets. Cette chaleur se propage parfois à l'hypogastre, plus rarement dans les membres; elle cesse peu à peu après la respiration de l'air vital.

On observe quelquefois un peu de céphalalgie, sentiment

de compression à la racine du nez, aux tempes ; parfois aussi un peu d'ivresse ; le pouls s'élève généralement, devient plus fort, le nombre des pulsations varie de quatre à vingt et même davantage. On note chez quelques personnes de l'agitation, des picotements, des fourmillements à l'extrémité des doigts, une tendance aux idées gaies. Ces phénomènes ont une durée assez variable quelques minutes à une demi-heure environ.

Les phénomènes secondaires se montrent à peu près chez tous les sujets, mais après plusieurs inhalations seulement. Ils se caractérisent par une respiration plus facile, un accroissement des forces, et un surcroît de l'appétit.

Les malades demandaient même une augmentation d'aliments, multipliant leurs repas, plusieurs même furent réveillés la nuit par la sensation de la faim.

Nous pourrions ici établir un rapprochement entre les effets des inhalations d'oxygène et ceux de l'air comprimé, étudiés par Junod 1835, Pravaz 1850, le docteur Foley en 1863 (Du travail dans l'air comprimé) et aussi (Mémoire sur les effets thérapeutique des bains d'air comprimé). Nous aurions ainsi occasion de parler des belles expériences de M. Paul Bert, sur les effets de l'oxygène sous pression ; mais ceci nécessiterait un travail beaucoup plus considérable que le nôtre.

Nous ne ferons que mentionner les travaux de Cl. Bernard (Leçons sur les substances toxiques 1857), et (Physiologie générale 1872), de Brown-Séquard (Recherches sur l'asphyxie. *Journal d'anatomie et physiologie* 1859 t. II) ; de M. E. Ritter, (Des modifications chimiques que subissent les sécrétions sous l'influence de quelques agents qui modifient les globules sanguins, *Thèse pour le doctorat ès-sciences*, Paris 1872). Tous ces auteurs s'occupent, il est vrai, de l'oxygène, mais leurs expériences ne se rapportent pas directement à notre sujet.

Gubler fit, en 1874, à l'hôpital Beaujon plusieurs expériences avez le gaz oxygène. Il paraît préférer l'administration de grandes quantités d'oxygène répandues dans les salles, comme il l'a expérimenté dans son service. Les phénomènes seraient, dit-il, beaucoup plus accentués. Il a observé, comme tous les expérimentateurs que nous avons déjà cités, un bien être très marqué. De plus après avoir humé pendant quatre ou cinq minutes de larges doses d'oxygène pur on devient capable de suspendre sa respiration beaucoup plus longtemps qu'auparavant.

En mars 1880, le docteur Aune, d'après les indications de son maître, M. le professeur Hayem, s'est soumis lui-même aux inhalations d'oxygène. Il a consigné le résultat de ses expériences dans sa thèse inaugurale dont nous donnons ici l'analyse suivie de ses conclusions.

Les expériences du docteur Aune ont duré quatre semaines. Pendant ce temps, il s'est soumis au même régime, quant à la quantité et à la qualité des aliments, à l'exercice musculaire et au travail intellectuel. Il n'a pris de l'oxygène que dans le courant de la deuxième et de la troisième semaine, mais pendant toute la durée des expériences il a enregistré la température, le pouls, la respiration, et enfin chaque jour l'analyse du sang et des urines a été faite.

Voici le tableau synoptique des moyennes qu'il a obtenues, avant, pendant et après les inhalations :

	Avant	Pendant	Après
Température...............	37°	37°,3	37°,2
Respirations	17	20,52	17,2
Pulsations...............	75	91,57	57
Poids du corps...........	76^k,46	76^k,81	76^k,47
Émission de l'urine........	1643 c. c.	1631 c. c.	1650 c. c.
Réaction	acide	acide	acide
Acide phosphorique	2,64	3,18	3,06
Urée...................	23,90	23,88	20,26
Chlore.................	6.80	7,07	6,92
Acide urique	0,72	0,72	0,70
Globules rouges..........	5,001,133	5,650,000	5,100,500
Globules blancs..........	4,057	4,830	5,730
Richesse en hémoglobine..	0,97	1,07	1,00
Hématoblastes	248,833	270,000	243,350

Conclusions. — Les inhalations d'oxygène, faites dans de bonnes conditions, ne présentent aucune espèce d'inconvénient. On peut en absorber cent litres et même plus chaque jour.

L'oxygène accroît l'appétit et développe les fonctions d'assimilation, et à ce titre tend à augmenter le poids du corps.

Il provoque une légère ivresse et occasionne des fourmillements dans les extrémités. Ces deux phénomènes se produisent d'une façon irrégulière. Il élève très légèrement la température.

Sous son influence, les mouvements et les pulsations deviennent plus nombreux.

L'émission et la réaction de l'urine ne subissent aucune modification.

Il en est de même des matériaux que renferme l'urine : acide phosphorique, urée, chlore, acide urique.

L'oxygène a une action incontestable sur certains éléments du sang. Il augmente le nombre des globules rouges, des hématoblastes et la richesse des premiers en hémoglobine.

Il n'a aucune influence sur les globules blancs. Enfin tout récemment, dans la séance du 2 mai 1881, M. le professeur Hayem a adressé à l'Académie des sciences une note sur les effets physiologiques de l'oxygène. Le professeur Hayem qui depuis plusieurs années administre l'oxygène à l'hôpital et dans sa clientèle, signale également dans cette note les effets pharmacothérapiques du gaz oxygène.

L'oxygène, dit-il, administré sous la forme d'inhalations à la dose de quarante à quatre-vingt-dix litres par jour prises en deux fois et mélangées avec une quantité indéterminée d'air ordinaire produit une stimulation assez énergique des fonctions dites de nutrition.

Il augmente l'appétit, élève très légèrement la température, accélère la circulation et accroît le poids du corps. Lorsqu'on se soumet à un régime d'entretien identique avant, pendant et après la période des inhalations comme l'a fait M. le docteur Aune, à l'occasion de sa thèse inaugurale, la composition des urines n'est pas modifiée, et, dans ces conditions le poids du corps reste invariable.

Sur le sang, l'oxygène exerce une action très nette : il excite la formation des hématoblastes et des globules rouges, et élève de 5 à 10 0/0 le contenu de ces derniers en hémoglobine. Mais ces effets sont passagers ; dès que les inhalations sont suspendues, le sang reprend facilement sa constitution anatomique primitive.

M. Hayem signale encore parmi les effets physiologiques, les sensations que les observateurs ont éprouvées pendant qu'ils étaient sous l'influence de l'oxygène et qui consistent en une légère ivresse et en fourmillements dans les extrémités.

Nous voudrions pouvoir donner ici une analyse du travail du docteur Smester, mais l'auteur se proposant d'en faire prochainement l'objet d'une communication à l'Académie de médecine, nous devons lui laisser le soin d'exposer lui-même ses recherches. Le docteur Smester étudie la question surtout au point de vue physiologique, bien que dans sa pratique les résultats heureux obtenus par les inhalations d'oxygène soient déjà nombreux. Nous aurons du reste la satisfaction de pouvoir rapporter plusieurs observations que nous devons à sa cordiale obligeance. Disons toutefois avec l'assentiment de l'auteur, qu'il a fait, ainsi que l'avait signalé M. De la Passe, il a fait, disons-nous, plusieurs observations relatives à l'augmentation et à l'amélioration du sommeil à la suite des inhalations d'oxygène.

Après toutes ces expériences physiologiques nous pouvons affirmer la parfaite innocuité de l'oxygène sur l'homme sain. Les phénomènes généraux varient un peu avec le sujet en expérience ; mais d'une manière constante les personnes soumises aux inhalations d'oxygène accusent une agréable sensation de chaleur, dans la luette, le larynx, la poitrine. Le pouls en même temps que l'oxygène est absorbé s'élève généralement, les pulsations augmentent de quatre à vingt par minute ; mais ce phénomène n'est que passager.

Les effets de l'oxygène sur les sens sont peu marqués. Toutefois le système nerveux paraît particulièrement impressionné, puisque les individus soumis aux inhalations accusent du picotement des extrémités et une légère ivresse.

L'appétit est augmenté d'une manière très marquée. En résumé, l'oxygène inspiré d'une manière convenable développe en quelque sorte les propriétés vitales spéciales au sujet en expérience. Il remonte les forces et agrandit la puissance d'assimilation.

Il nous reste à passer en revue les différentes affections dans lesquelles l'oxygène a pu rationnellement être employé. Nous rapporterons quelques faits relatifs à ce mode de traitement, nous proposant d'appeler surtout l'attention sur quelques cas nouveaux que nous publions à la fin de ce travail.

Nous devons cependant rappeler en quelques mots les procédés mis en usage jusqu'à ce jour pour les inhalations d'oxygène. Quant au mode de préparation du gaz oxygène nos limites trop étroites ne nous permettront que de le mentionner au passage.

MODE D'ADMINISTRATION
PRÉPARATION.

Nous avons vu chemin faisant quels étaient les moyens employés par les premiers expérimentateurs pour administrer l'oxygène, nous n'y reviendrons pas.

De nos jours des constructeurs habiles ont apporté quelques modifications heureuses aux appareils employés pour les inhalations.

Le premier appareil qui servit à Demarquay au début de ses expériences avait été construit par M. Galante. Il se composait d'un réservoir en caoutchouc ayant la forme d'un petit tonneau d'une capacité de vingt litres environ. Supérieurement et inférieurement étaient appliqués deux disques solides venant se rejoindre à mesure que le récipient se vidait. Un tube en caoutchouc reliait cet inhalateur à un autre réservoir contenant de l'oxygène. Dès que l'inhalateur était vide, à l'aide d'un robinet on faisait arriver par une pression modérée exercée sur le réservoir une nouvelle quantité d'oxygène. A la partie supérieure se trouvait un autre tube de caoutchouc terminé par une embouchure destinée à s'appliquer sur la bouche. Dans la pratique cet appareil offre plusieurs inconvénients dont les deux principaux sont la forme de l'embouchure, qui s'adapte difficilement sur la bouche, et l'odeur désagréable que l'oxygène contracte dans le récipient en caoutchouc.

M. Limousin est arrivé à supprimer une partie des inconvénients par une heureuse modification qui a rendu depuis la pratique des inhalations d'oxygène, beaucoup plus facile. Cet appareil est constitué par une carafe munie d'un bouchon percé de deux trous qui donnent passage à deux tubes de verre. Le premier de ces tubes se rend au fond du flacon et plonge dans l'eau qui remplit les deux tiers du vase. Le second de ces tubes, plus court, prend naissance à la partie supérieure de la carafe et se termine par une sorte de bout de pipe en cristal ou en ivoire. Cet appareil fonctionne donc à la manière d'un narghilé. Le réservoir est constitué par un ballon de caoutchouc d'une contenance de trente litres. Au début, le gaz s'échappe de lui-même dès que le robinet est ouvert, et on modère son arrivée en ouvrant plus ou moins le robinet. Quand le ballon commence à se vider on exerce une légère pression avec la main sur le ballon pour favoriser l'issue du gaz. La malade retient un instant, dans l'intérieur des poumons, le gaz inspiré et le rejette doucement quand le mouvement d'expiration vient à se produire. De cette façon on prolonge le séjour de l'oxygène dans les poumons et on favorise son action sur l'hématose. Au moment de l'expiration on doit retirer le tube de la bouche pour éviter de faire refluer le liquide venant du flacon. Cet appareil a l'avantage d'enlever au gaz l'odeur désagréable que lui communique toujours le caoutchouc, et il arrête au passage les poussières de talc et de soufre qui se détachent constamment de la surface intérieure des ballons et qui, sans cette précaution, produiraient un effet irritant sur les muqueuses bronchiques.

Il fait ensuite subir au gaz un dernier lavage. Dans la pratique habituelle on fait usage, pour garnir l'appareil d'un lait aromatique préparé avec la teinture de benjoin.

Tel est l'appareil habituellement employé aujourd'hui. Il est très portatif et atténue en grande partie les inconvénients du caoutchouc.

Dans des établissements spécialement affectés à ces sortes d'inhalations on a pu construire des appareils d'un volume plus considérable et communiquant directement avec le gazomètre. Ici les inconvénients du caoutchouc n'existent pas, mais en revanche il faut que le malade soit en état de se rendre près de l'appareil. Néanmoins ce mode d'administration rend de réels services, et des appareils de ce genre fonctionnent depuis longtemps à Vichy et dans plusieurs autres stations.

M. le Dr Fontaine dans son établissement pour les bains d'air comprimé, recourt parfois avec avantage à l'action particulière de l'oxygène introduit en excès dans la cloche, soit au moyen d'un récipient de caoutchouc, soit au moyen d'un gazomètre. Cette addition d'oxygène pur permet de diminuer la pression quand le malade supporte difficilement l'action de cette dernière. Il est du reste important dans le cas où l'on introduit de l'oxygène dans la cloche d'en maintenir la tension très près de la pression atmosphérique. Ce mode d'inhalation nous paraît très favorable pour l'absorption de l'oxygène. Le seul reproche qu'on puisse lui faire c'est d'être d'une installation coûteuse pour la pratique privée et de plus de nécessiter le transport des malades.

Tous ces moyens on le voit, rendent l'emploi de l'oxygène facile. Il est cependant des cas où ni l'un ni l'autre de ces procédés ne sont d'une commodité suffisante. Nous voulons parler des cas nécessitant une intervention immédiate, cas dans lesquels l'oxygène viendrait, comme nous le verrons plus loin, seconder efficacement les moyens employés pour rappeler à la vie les asphyxiés (incendies, submersion, etc., etc.). En effet, loin d'un lieu de fabrication de ce gaz, on ne pourrait songer à avoir ce gaz sous la main en temps opportun. En effet, tout autre moyen que les ballons de caoutchouc ne serait pas praticable en pareil cas, à cause des difficultés d'installation. Or, est-il possible de conserver une provision de gaz oxygène dans un ballon de caoutchouc pendant un temps indéterminé ? Si l'on examine ce qui se passe dans la pratique journalière, on s'aperçoit que souvent après un temps très court, deux ou trois mois et souvent beaucoup moins, le caoutchouc subit une transformation moléculaire qui, indépendamment des poussières qui se produisent à l'intérieur du ballon, rend ce dernier cassant et dès lors peu maniable. De plus leur fragilité les rend peu pratiques pour des transports précipités. Nous nous demandons donc si pour ces cas spéciaux on ne pourrait pas comprimer l'oxygène dans des récipients à parois métalliques résistantes comme ceux employés pour le protoxyde d'azote. On pourrait ainsi sous un volume relativement moins considérable avoir une quantité d'oxygène qui, à l'aide d'un robinet modérateur, se dégagerait à volonté dans un inhalateur quelconque, au moment d'en faire usage.

De cette façon on pourrait conserver le gaz presque indéfiniment, le transporter sans craindre les chocs et le placer dans les postes affectés aux sauvetages. Le gaz ayant été préalablement bien lavé on pourrait à la rigueur supprimer le flacon laveur, car on n'aurait pas à redouter les poussières du flacon.

De la préparation du gaz nous ne dirons qu'un mot. On ne s'attend pas à trouver dans ce modeste travail un traité complet de l'oxygène. Nous nous sommes déjà laissé entraîner loin de notre principal but, c'est-à-dire l'emploi du gaz en thérapeutique, et nous avons hâte d'arriver à cette partie de notre œuvre. Pour préparer l'oxygène, on décompose généralement le chlorate de potasse, en facilitant l'action de la chaleur par l'addition d'une forte proportion d'oxyde de manganèse. 100 gr. de chlorate de potasse pur et sec fournissent 30 gr. 16 d'oxygène dont le volume est égal à 27 litres 18. Cette préparation nécessite de grands soins pour éviter les explosions. Comme principales précautions il faut noter : 1° La calcination du

peroxyde de manganèse ; 2° mélanger exactement le chlorate et l'oxyde calciné avant de les introduire dans la cornue ; 3° produire la décomposition avec un feu peu intense ;
4° s'assurer de la pureté du chlorate de potasse, et ne
l'employer qu'à l'état de siccité, etc. Pour préparer le gaz
oxygène M. Limousin a recours à une sorte de générateur
ovoïde en acier fondu, formé par deux calottes presque
hémisphériques réunies au moyen d'un rebord saillant et
maintenues par des vis de pression.

EMPLOI DE L'OXYGÈNE EN THÉRAPEUTIQUE

L'oxygène étant l'agent capital de notre existence, il
n'est donc pas étonnant que depuis la découverte de
Priestley les praticiens aient cherché dans ce gaz un adjuvant utile en thérapeutique. En effet, dès que la théorie
de la respiration eut été entrevue, le rôle de l'oxygène
dans les phénomènes de la vie attira spécialement l'attention des expérimentateurs.

Nous avons vu quelle part prirent les savants de la fin
du siècle dernier, au développement de cette méthode de
traitement. Les résultats qu'ils obtinrent bien que très
importants furent néanmoins mitigés par de nombreux
insuccès. Et si à certaines époques l'oxygène fut pour ainsi
dire abandonné, il faut en rechercher la cause dans les
conditions au milieu desquelles opéraient les savants. Ils
étaient alors en possession de moyens peu perfectionnés
pour la production et surtout la purification du gaz destiné
aux inhalations. De plus les appareils étant loin de réunir
les avantages de ceux dont nous faisons usage aujourd'hui,

Doreau

souvent le malade respirait un gaz mélangé de vapeurs plus ou moins irritantes. Enfin nous devons reconnaître que plus d'une fois on eut recours à l'oxygène dans les affections pour lesquelles il ne pouvait être d'aucun secours.

Voyons maintenant quels sont les cas où de nos jours on a pu avoir utilement recours à cette médication.

1° *Applications locales.*

A une époque encore très rapprochée de nous, alors que la chirurgie n'était pas en possession des méthodes de pansement aujourd'hui en usage, on avait songé à employer l'action produite par le gaz oxygène sur les plaies, pour agir par substitution sur les ulcères atoniques, scrofuleux, syphilitiques, etc. C'est ainsi que Demarquay mit plusieurs fois en usage l'action excitante de l'oxygène sur les plaies, déjà signalée par **M. J. Guérin.**

Ces applications se font au moyen d'un récipient de caoutchouc, sorte de botte enveloppant le membre malade, et mis en communication avec un réservoir d'oxygène. Il résulte des expériences de Demarquay que pendant son application au contact d'une plaie, l'oxygène donne à celle-ci une teinte grisâtre et provoque une exhalation séro-purulente, et c'est seulement après l'enlèvement du manchon qu'il se produit dans la plaie une réaction qui peut être salutaire, quand la plaie est atonique, mais qui dépasse la limite d'excitation et arrive quelquefois à une inflammation trop vive sur les plaies récentes et enflammées. Ce mode de traitement, nous le reconnaissons, a perdu de sa valeur ; car, avec la méthode antiseptique, on arrive à des résul-

tats tellement satisfaisants, qu'on n'a plus besoin de songer, dans la plupart des cas, à d'autres moyens.

Il est cependant une application heureuse de l'oxygène,
en chirurgie, susceptible de rendre encore aujourd'hui de
réels services. Nous voulons parler du traitement de la
gangrène par les bains locaux d'oxygène. Dans sa thèse
sur la gangrène symétrique des extrémités, M. Maurice
Raynaud après avoir discuté tous les processus qui ont
pour dernier terme la gangrène, fait observer qu'une des
conditions de cette lésion est l'absence d'oxygène.

Pourtant, M. Raynaud n'a pas poussé la conclusion jusqu'au bout comme le fait remarquer M. C. Paul, c'est-à-
dire qu'il n'a pas appliqué l'oxygène au traitement de la
gangrène. Mais Laugier fit part à l'Académie des sciences
(avril 1862) des observations qu'il avait faites à ce sujet.
Il observa que ce traitement faisait cesser la douleur. De
plus, la tuméfaction diminue, l'œdème s'efface, la gangrène
se limite, et les parties menacées perdent leur teinte livide
pour prendre une couleur rosée. Depuis cette époque, le
même moyen a réussi entre les mains de M. Debouges
(*Bull. thérap.* 1863). M. le docteur Foucras a également
publié dans sa thèse quatre observations de gangrène sénile
traitée avec succès par les bains locaux d'oxygène. Ce dernier auteur fait remarquer que pour songer à retirer un
bon résultat de l'oxygène, il faut que les artères principales
des membres menacés de gangrène soient perméables.
Ainsi, dès qu'on ne percevra point les battements de la pé-
dieuse et de la tibiale postérieure pour le pied ou de la radiale et de la cubitale pour la main, on ne saurait espérer
grand chose de l'oxygène, du moins comme agent curatif.

Tant donc que la circulation artérielle persistera, au moins en partie, et que de plus la gangrène ne sera qu'imminente, l'emploi des bains d'oxygène sera bien motivé. Bien entendu ce mode de traitement n'exclura pas les autres indications, soutenir le malade, etc... Enfin, Demarquay qui avait d'abord mis en doute l'importance de l'application de l'oxygène dans ces cas, s'empressa plus tard de publier les deux faits observés par Laugier, d'autant plus que dans deux circonstances analogues survint une prompte amélioration. Les résultats les plus marqués qu'il signale dans ces deux cas sont : 1° cessation des douleurs ; 2° excitation de la circulation capillaire ; 3° la décoloration du membre qui perd rapidement sa teinte violacée ; 4° enfin l'élimination des eschares et la guérison. Nous ajouterons à ces ·faits les trois observations suivantes qui nous paraissent également concluantes.

OBSERVATION I

Commencement de gangrène symétrique et superficielle de la peau chez un diabétique. — Arrêt des accidents par les bains d'oxygène.
(Dr Magnin à Bougival).

En mars M. X..., me fit constater l'apparition d'une série symétrique de taches d'un rouge violacé, de la largeur d'un pois, disséminées sous la voûte plantaire de chaque pied, mais particulièrement à droite. Cette éruption était accompagnée de douleurs assez vives pendant la marche, la pression sur ces taches était péniblement supportée. Enfin au repos le malade accusait des élancements douloureux. Je prescrivis le repos, des applications de poudre de quinquina et j'insistai sur le traitement général, arsenic, quinquina, eau de Léchelle pour combattre des hémorrhagies nasale et buccale qui se reproduisaient assez fréquemment.

Hygiène sévère. Quinze jours après l'apparition de ces accidents ; au niveau de la plante du pied droit, tache bleuâtre pâle, d'une étendue d'une pièce de cinquante centimes, très sensible au toucher. Par moment irradiations douloureuses atroces dans le pied. Marche de plus en plus difficile. Huit jours après, cette tache bleuâtre persistait en s'étendant avec des nuances moins foncées par place ; il semblait que la peau commençait à subir la macération.

Les taches rouges signalées en premier lieu du côté gauche conservaient leur coloration, mais je n'y remarquai pas de tache bleuâtre comme à droite. Bains locaux d'oxygène.

Le 3 avril. — Je fis envelopper toute la jambe et le pied droit dans un manchon de caoutchouc, je fis arriver de l'oxygène et le malade prit un premier bain d'une demi-heure ; il ne ressentit aucun effet pendant toute la durée du bain. A sa sortie rougeur vive du pied et transpiration assez intense. M. X... prit pendant douze jours des bains d'oxygène d'une demi-heure de durée environ, et au bout de ce temps toute trace de tache bleuâtre avait disparu, ainsi que la douleur qui l'accompagnait. La peau prit peu à peu sa coloration normale et M. X... put marcher comme avant l'apparition de cet accident.

Depuis six mois ce malade qui est toujours diabétique, vaque à ses occupations et a repris sa vie active sans avoir été éprouvé de nouveau par aucune des complications qui l'an dernier avaient plusieurs fois mis ses jours en danger.

OBSERVATION II

Gangrène des extrémités. Traitement par l'oxygène et l'eucalyptus. Guérison. (Marcano).

Le nommé B..., 45 ans, entré le 17 janvier 1873 à la Maison de santé a eu les pieds gelés à la chasse il y a vingt ans, mais il a guéri complétement. Santé bonne, habitudes alcooliques.

A fait un voyage en Russie en 1871 et a très-rarement mangé du pain noir de ce pays, ce qui fait rejeter la pensée d'une gangrène reconnaissant pour cause l'abus de cet aliment. Début datant de six semaines. Au moment où nous l'examinons tout le pied gauche est gangréné ; mais la lésion est plus intense au niveau des orteils et disparaît progressivement à mesure qu'on monte jusqu'au niveau des malléoles où elle cesse à la partie externe de la face dorsale, eschare très foncée de cinq centimètres de diamètre. Le pied est œdématié et il y a de grosses phlyctènes qui s'étendent jusqu'aux orteils ; il est impossible de déterminer si l'œdème a précédé la gangrène. Sensibilité profonde conservée. Toutes les artères sont perméables, pied droit sain, température dans l'aisselle 38°,2, pied droit 33°,0, pied malade (gauche) t. nulle.

Pilules d'opium le soir. Le membre gangrené est enveloppé dans l'ouate et du taffetas gommé. Le 20 on constate dans la jambe malade une coloration rosée, irrégulière, diffuse qui remonte vers son tiers inférieur. L'œdème aussi s'est étendu ce qui fait croire que la gangrène n'est pas limitée et que peut-être elle envahira le membre. Le 21, cette rougeur est plus accentuée et de plus le pied exhale une odeur très-fétide. Le 22, nouvelle phlyctène à la partie externe du cou de pied. On place tout le membre dans un bain permanent d'oxygène. Le 24, le malade se plaint de roideur et de douleurs dans les mains. Le 28, mauvaise journée, frisson, peau très-moite, pouls 108, temp. 38°, délire. Le 29, le délire a continué. On change le manchon d'oxygène tous les jours. Les jours suivants ces derniers symptômes disparaissent et la gangrène bien circonscrite commence sa période d'élimination. On fait des injections hypodermiques de temps en temps dans la jambe pour calmer les douleurs. Enfin le bain d'oxygène est remplacé par un simple pansement avec la teinture d'eucalyptus renouvelé trois fois par jour.

Le 21. — Le pied est presque détaché et ne tient que par quelques brides mortifiées que M. Demarquay incise avec des ciseaux. Il reste une plaie d'un bel aspect et le moignon présente à peu près le même aspect que celui d'une amputation circulaire (service de M. Demarquay).

Observation III

Asphyxie symétrique des extrémités et menace de gangrène, chez un saturnin : traitement par les bains locaux d'oxygène. Guérison (Service de M. L. Labbé, recueillie par H. Sainton).

B... Victor, peintre en bâtiments, 41 ans, entre à l'hôpital le 6 décembre 1880, hôpital Lariboisière, service de M. Léon Labbé, salle Saint-Louis, n° 15 *bis*... Père mort tuberculeux à l'âge de 63 ans, mère morte à 68 ans, maladie inconnue... Santé a toujours été bonne jusqu'au mois d'octobre dernier, époque à laquelle il fut atteint de coliques de plomb, pour lesquelles il a été soigné à l'hôpital de la Charité... Dès ce moment il vit apparaître des plaques rouge livide sur la face dorsale des deux mains et aux oreilles, et ressentit des douleurs très vives dans les mêmes régions. Ces symptômes disparurent au bout de quelques jours sans que le malade s'en fût plaint aux médecins qui le soignaient. Mais quelques jours plus tard, ils se montrèrent de nouveau aux oreilles qui prirent une coloration bleuâtre et devinrent le siège de douleurs lancinantes très pénibles... Guérison des coliques et sortie de l'hôpital de la Charité sans appeler l'attention sur ce point... Il continua à souffrir des oreilles qui restaient violacées et froides, puis bientôt il commença à éprouver des douleurs semblables dans le deuxième orteil de chaque pied ; là la peau prit en peu de jours une coloration légèrement bleuâtre d'abord, puis de plus en plus foncée, enfin presque noire ardoisée... Souffrances intolérables, lancinantes, dans l'intervalle sensation de brûlure continue. Ces phénomènes ne tardèrent pas à se généraliser à tous les orteils... Après quelques jours les oreilles s'améliorèrent tandis qu'aux pieds persistait une coloration cyanique mais moins prononcée que précédemment.

Ce ne fut d'ailleurs qu'une rémission passagère, car bientôt les accidents reparurent avec une intensité nouvelle... Plaques violacées sur le dos des doigts... Après plusieurs rémissions semblables durant lesquelles les pieds ne revinrent jamais à l'état normal et ne cessèrent pas d'être le siège de douleurs, le malade se décida à entrer à l'hôpital.

Quand nous le vîmes, les oreilles et les mains ne présentaient rien d'anormal si ce n'est un peu de tendance au refroidissement. Mais les orteils des deux pieds depuis la racine jusqu'à l'extrémité onguéale étaient d'une teinte bleu foncé et paraissaient au toucher d'un froid glacial. La pression y déterminait une augmentation notable de la douleur, et cependant on pouvait piquer avec une aiguille sans que le malade en eût conscience.

Sur la pulpe des trois orteils du pied gauche on voyait une petite phlyctène remplie d'un liquide noirâtre. Il y avait évidemment menace de gangrène.

On enveloppe d'abord les pieds dans la ouate, mais le lendemain matin la situation n'était point améliorée, et une nouvelle phlyctène commençait à se montrer sur les trois orteils du pied droit.

Alors M. Labbé fit placer les deux membres inférieurs dans un bain d'oxygène. Chacun de ces deux membres fut introduit dans une sorte de botte en caoutchouc embrassant hermétiquement la cuisse à sa partie inférieure et communiquant avec un ballon d'oxygène que l'on renouvela toutes les six heures.

Le lendemain matin, c'est-à-dire au bout de vingt-quatre heures de ce traitement, l'amélioration était considérable. Les orteils étaient réchauffés, leur coloration ardoisée avait disparu, ils restaient très légèrement violacés. Le malade n'éprouvait plus qu'un peu d'engourdissement. Seules les phlyctènes indiquées plus haut persistaient avec leurs caractères. On continua néanmoins les bains d'oxygène pendant plusieurs jours, au bout desquels les parties parurent revenues entièrement à l'état normal. Au-dessous de la phlyctène du pied gauche le derme était un peu ulcéré, mais la réparation se fit rapidement. Celle du côté droit s'affaissa et la peau se reforma au-dessous.

Lorsque j'ai quitté le service au 31 décembre la guérison ne s'était pas démentie. Entre autres particularités intéressantes il faut noter... ce mode de traitement.. c'est sans doute par l'absorption cutanée de l'oxygène, par l'action directe de ce gaz sur les éléments atteints par une anoxhémie locale qu'il faut interpréter son mode d'action. D'ailleurs la peau ramollie par suite de l'humidité développée par l'enveloppement de caoutchouc, se trouvait dans des conditions très favorables à cette absorption.

Le docteur Goolden a employé aussi l'oxygène sur les surfaces ulcérées, mais à cause du siège de l'affection, il a dû avoir recours aux inhalations qui néanmoins dans ces cas particuliers ont surtout agi localement.

Le premier malade était atteint d'ulcération phagédénique de la gorge qu'on avait des raisons de supposer d'origine syphilitique. L'affection progressait avec une grande rapidité et en peu de jours elle avait détruit la luette et la plus grande partie du voile du palais. Ce qui restait du palais avait une couleur cramoisie, des bords saillants, laissant couler une substance crémeuse sale. L'haleine était très-fétide, et le malade ne pouvait ni parler d'une manière intelligible, ni avaler les liquides qui refluaient par les narines.

Au lieu d'employer les inhalations habituelles de vapeur d'oxyde de mercure, mis sur un fer chaud, et qui d'après Goolden n'agiraient que par l'oxygène dégagé, le mercure restant sur le fer, on fit inhaler de l'oxygène pur au malade.

Le résultat fut très satisfaisant, le processus destructeur fut arrêté et les restes du voile du palais prirent un aspect de bonne nature ; une quinzaine de jours après on tentait une restauration partielle du palais et on appliquait un obturateur métallique.

Dans un second cas semblable on obt^int des résultats également satisfaisants au moyen des inhalations d'oxygène. (The Lancet, 25 octobre 1879.

2° *Emploi sous forme d'eau oxygénée.*

La bibliothèque britannique (1799) contient un travail d'Odier, de Genève, sur l'emploi de l'eau oxygénée dans diverses maladies. L'eau oxygénée, dit Odier, ranime l'appétit et les forces, provoque les urines, calme les crampes d'estomac, particulièrement lorsqu'elles sont accompagnées de symptômes hystériques. De même Demarquay a conseillé l'eau oxygénée dans quelques cas de dyspepsie, chez des femmes nerveuses, surtout chez les femmes hystériques, chez lesquelles la dyspepsie flatulente n'est point rare. Dans la convalescence de certaines affections, plusieurs malades s'en sont bien trouvés. Mais un des inconvénients de l'administration de l'eau oxygénée, c'est que l'eau ne dissout à la pression atmosphérique ordinaire qu'un vingtième environ de son volume d'oxygène.

Ce n'est que sous une pression de quinze à dix-huit atmosphères qu'elle peut en dissoudre une quantité notable, les trois quarts environ. Néanmoins dans ces derniers temps M. Damaschino a su en faire un usage nouveau.

Guidé par les recherches de M. Regnard qui a montré l'influence destructive de l'eau oxygénée sur les algues, M. Damaschino a employé cette eau comme topique dans la cure du muguet.

Ce topique est d'ailleurs fort bien supporté : il offre, dit-il, le grand avantage de ne point laisser à sa suite une saveur désagréable, et, de plus il produit dans la bouche une sensation de fraîcheur très-marquée. Il convient de répéter cette application à trois ou quatre reprises en vingt-quatre heures ; dans l'intervalle les malades peuvent se gargariser à volonté avec de l'eau oxygénée au quart.

J'ai obtenu, dit-il, de la sorte des résultats vraiment satisfaisants. Plusieurs fois j'ai vu disparaître en une seule journée les plaques de stomatite crémeuse développées dans la bouche des nouveau-nés athrepsiques, ou des malades adultes atteints de cachexie tuberculeuse ou cancéreuse. Il convient néanmoins de continuer ce médicament pendant deux ou trois jours de suite afin de consolider la guérison.

On ne peut empêcher le retour du muguet qu'à la seule condition d'en combattre la cause productrice, c'est-à-dire la débilité générale et l'acidité de la bouche. Le traitement comprend donc de toute nécessité l'usage des toniques, et l'emploi d'une alimentation reconstituante appropriée aux forces et à l'âge des sujets.

Chez les adultes et les vieillards il est bon de conseiller l'usage d'une petite quantité d'eau alcaline Vals ou Vichy mêlée aux boissons : au besoin les gargarismes avec cette eau obvieraient avantageusement à l'acidité de la muqueuse buccale, acidité qui constitue comme on le sait l'une des conditions nécessaires au développement de la mucédinée (*France médicale*, n° 1, janv. 1881, p. 5).

Voici du reste une petite note sur un cas de muguet guéri en douze heures, observé dans le service de M. Damaschino.

Le nommé P..., âgé de 14 mois, salle Sainte-Marie... Hôpital Laennec... Cet enfant atteint depuis deux mois d'une diarrhée assez grave, après quelques attaques éclamptiques, présente le 16 août des plaques de muguet sur la lèvre inférieure et sur la langue. Sous l'influence du nouveau topique (eau oxygénée à 12 volumes) ces plaques ont presque disparu le soir même. Le lendemain 17, on n'observe plus qu'un très fin et rare piqueté blanchâtre sur la face dorsale de la langue, toutes les autres parties étant complètement nettoyées. Le 18 on observe le même piqueté mais le cryptogame n'a pas envahi de nouveau les surfaces primitivement nettoyées.

Nous croyons ce nouveau mode de traitement du muguet appelé à rendre des services, car le topique est très bien supporté et comme l'a fait remarquer M. Damaschino, offre le grand avantage de ne point laisser à sa suite une saveur désagréable.

3° *Inhalations dans les affections chriurgicales.*

Une des applications les plus rationnelles de l'oxygène est, selon nous, celle qu'en fit Demarquay et avant lui Beddoës et son école, au traitement des affections chirurgicales. En effet, une opération est d'autant plus grave que l'individu est plus affaibli et plus débilité. Il est vrai que l'on peut espérer que le patient débarrassé du mal qui venait troubler son organisme, reprendra peu à peu ses forces. Malheureusement il n'en est pas toujours ainsi, et le malade ne peut parfois fournir à la réparation. Or, il nous semble qu'en pareil cas en utilisant les effets de l'oxygène sur l'économie on arriverait à relever les forces du malade, à améliorer ses fonctions digestives et cela très promptement, de façon à lui permettre de subir une opération que son état de débilitation extrême rend plus grave encore.

Demarquay employait même les inhalations chez ses opérés, dans le but de les revivifier, de donner une stimulation nouvelle au système nerveux, et de faire renaître en

eux le besoin d'une réparation. En effet, après une opération grave on cherche à nourrir le malade pour réparer
ses forces depuis longtemps affaiblies et pour refaire si cela
est possible une masse de sang suffisante à l'accomplisse-
ment des fonctions. Mais les forces digestives sont épuisées ;
le sang lui-même profondément modifié, dans sa qualité et
dans sa quantité ne vient point vivifier suffisamment l'organisme. Or, si dans ces cas on fait respirer aux malades,
matin et soir 15 à 30 litres d'oxygène pur ou mêlé d'air,
on arrivera souvent à ranimer les forces de l'opéré, à
exciter en lui l'appétit, et bientôt on le verra entrer en
convalescence. Demarquay a été plusieurs fois assez heureux pour ranimer ainsi des malades épuisés. Ce mode de
traitement est, croyons-nous, peu en usage en France. Nous
avons néanmoins la conviction que dans un grand nombre
de cas il pourrait rendre des services.

Nous avons vu au début de la partie historique comment Priestley avait songé à employer l'oxygène pour purifier l'air des salles d'assemblées. D'autres expérimentateurs ont eu aussi recours à ce procédé, mais une des applications les plus heureuses que nous connaissions est cer-
tainement celle qu'en a faite M. E. Rabot, pour l'assainissement des salles de chirurgie à l'hôpital de Versailles.
Nous donnerons un extrait de son rapport où le fait est
rapporté avec beaucoup de soin.

Gubler préférait également administrer le gaz oxygène à
pleins poumons, il fit du reste des expériences à Beaujon
avec le concours de la Société pour l'éclairage oxyhydrique.
L'oxygène était enfermé dans un gazomètre de grande dimension en communication avec la salle. On pouvait régler

à volonté l'arrivée du gaz. Des malades et des hommes bien portants furent soumis à l'action de cette atmosphère artificielle, les expériences durèrent plusieurs jours et donnèrent des résultats remarquables. Dans ces conditions des dyspnées cardiaques et pulmonaires cédèrent rapidement et plusieurs heures de bien être succédèrent à dix minutes d'inhalations. Lorsque les séances se répétaient tous les jours, il en résultait même un calme plus durable et la gêne respiratoire ne se montrait plus, à aucun moment de la journée aussi pénible qu'auparavant.

Malheureusement ce mode d'emploi est coûteux et la production du gaz oxygène en grande quantité et à bas prix serait la première condition requise pour que ce moyen pût entrer dans la pratique.

OXYGÈNE POUR ASSAINIR LES SALLES D'HOPITAUX.

(Rabot, de Versailles)

L'hôpital de Versailles vit deux fois dans la première moitié de l'année 1868, trois salles affectées au service de chirurgie envahies par une sorte de pourriture d'hôpital, dont les effets désastreux ne tardèrent pas à se faire sentir. Malgré tous les soins apportés aux pansements, malgré les lavages fréquents à l'eau chlorurée, les plaies de tous les blessés ou opérés prenaient promptement un aspect gangréneux caractéristique... Les plaies les plus légères prenaient alors un caractère de gravité inquiétant, et une terminaison fatale est venue plusieurs fois justifier les tristes prévisions des chefs de service.

La première invasion du mal eut lieu au mois de février

et dans une saison où l'hôpital encombré ne permettait pas même l'évacuation des salles.

D'ailleurs le séjour des malades était notablement prolongé par l'envahissement de cette gangrène.

Le permanganate de potasse employé en lotions depuis un mois pour les pansements n'avait donné aucun résultat appréciable, il modifiait momentanément la surface ulcérée, mais n'attaquait pas la cause première du mal.

Le 13 février nous nous mîmes à l'œuvre après nous être assuré à plusieurs reprises, par des analyses rigoureuses que c'était dans l'atmosphère confiné des salles qu'il fallait détruire le principe délétère... Analyse de l'air des salles... composés ammoniacaux et sulfurés... quantité de corps organisés, spores de toute espèce. Le voisinage des lieux d'aisances sur l'air desquels les salles faisaient appel contribuait à vicier l'air.

Nous eûmes recours à l'oxygène. Les trois salles dans lesquelles nous opérions sont :

Saint-Come   20 lits. . . . . cube environ.   1.000 mètres
Saint-Philippe 30 lits. . . . .   1.500 —
Sainte-Sophie 30 lits. . . . .   1.500 —

Chaque soir nous fîmes arriver dans chacune de ces salles, au moyen d'un tube de caoutchouc, partant d'une cornue de fer de grande dimension placée au dehors, un volume correspondant au millième du cube de la salle, soit un mètre cube à 1.500 litres. Le matin les salles étaient ouvertes et aérées comme d'habitude, quand la température et l'état de l'atmosphère le permettaient, puis après la fermeture des fenêtres une pareille dose d'oxygène était de nouveau introduite dans les salles.

En outre, à chaque extrémité des salles et le plus loin possible des lits, on installa un bassin dans lequel chaque jour on versait le mélange suivant : Peroxyde de manganèse 500 gr., solution d'hypochlorite de chaux, 5 kilog. destiné à produire un léger dégagement continu d'oxygène.

Voici les résultats obtenus :

Dès le lendemain matin du premier jour d'expérience, les sœurs, les employés et les malades constatèrent une diminution notable de l'odeur méphitique qui, auparavant, rendait l'entrée des salles désagréable même pour les personnes habituées.

Cette amélioration devint sensible de jour en jour, les malades accusaient un excellent sommeil, moins de gêne dans la respiration. Un sentiment de fraîcheur avait remplacé la sensation si pénible de l'air vicié.

Enfin, de jour en jour, les plaies revenaient à l'état normal ; la suppuration s'établissait franchement et le travail de cicatrisation s'opérait dans d'excellentes conditions.

Le 30 février nous cessâmes de nous occuper des salles, tout phénomène morbide avait disparu.

Les mêmes faits se reproduisirent deux mois après, et le premier mai nous eûmes recours aux mêmes moyens ; mais la saison plus humide, l'encombrement plus considérable, la crainte aussi de voir le mal se reproduire, nous engagèrent à continuer plus longtemps, et ce ne fut que le 30 mai lorsque la température plus douce et l'atmosphère plus sèche permirent d'aérer largement, que l'emploi de notre méthode fut complètement abandonné.

Comme la première fois, les résultats heureux ne se firent
pas attendre et les mêmes symptômes favorables furent constatés chaque jour, tant par M. le Dr Ozanne, chirurgien en
chef, que par les autres médecins ou chirurgiens de l'hôpital.

Ces résultats nous ont semblé avoir une importance d'autant plus grande que pas un des nombreux malades qui
occupaient les salles, n'a éprouvé pendant les deux périodes
d'assainissement un seul instant de gêne. Tous au contraire
accusaient, comme nous l'avons dit, une sensation de fraîcheur agréable et une respiration plus facile.

Nous avons eu une troisième fois l'occasion d'avoir recours à ce procédé dans un autre établissement et l'effet a
été le même.

Ce moyen, peu coûteux, a l'avantage de ne pas récla-
mer l'évacuation des salles (Rapport de M. E. Rabot,
pharmacien, secrétaire général du Conseil d'hygiène de
Seine-et-Oise. — Extrait du rapport général des travaux
du Conseil, 1870).

4° *Emploi médical.*

Mais les conditions dans lesquelles l'oxygène a pu rendre
les services les plus signalés sont incontestablement celles
dans lesquelles l'hématose est diminuée. On le conçoit, ces
conditions sont multiples, il serait donc impossible de noter
tous les cas spéciaux où l'oxygène peut être employé. Le
praticien sera juge lui-même de l'opportunité de l'emploi
des inhalations.

Voici néanmoins quelques observations qui pourront

montrer combien il est rationnel d'offrir au malade un air plus pur, plus vivifiant, alors que les fonctions respiratoires ne s'exerçant plus normalement, le patient est sous le coup de l'asphyxie.

OBSERVATION IV

Asthme traité par les inhalations d'oxygène.

Cette observation recueillie par le docteur Masson (d'Ardres), présente ce fait remarquable, que l'on a pu faire respirer à un malade jusqu'à 600 litres d'oxygène sans inconvénients. Voici le fait :

Mme D..., demeurant à Paris, rue Saint-Lazare, fille d'une mère asthmatique, 33 ans, blonde, légèrement lymphatique ; mariée, elle a deux enfants ; père rhumatisant. Depuis huit années au mois de décembre, elle a régulièrement une attaque rhumatismale ; l'année dernière l'attaque a fait défaut ; elle n'a rien ressenti de sa maladie ordinaire. Le 18 juin de cette année, cette dame se trouve en proie à un malaise indéfinissable ; je pressens une transformation de l'état pathologique ordinaire et je prédis l'invasion probable d'un accès d'asthme.

En effet, dans le courant de la nuit suivante, il se déclare un accès d'asthme tellement intense qu'il semblait que la malade ne pourrait pas y survivre. Appelé en toute hâte, j'ai vite et vainement épuisé tout le répertoire thérapeutique usité en semblable circonstance : vomitifs, antispasmodiques, vésicatoires révulsifs, tout fut vainement mis en usage. La face et les extrémités sont froides et cyanosées, l'insensibilité générale s'établit, la respiration se traduit par une sorte de hoquet à peine perceptible ; la malade est pliée en deux sur le bord de son lit, les yeux sont convulsés, la famille et moi n'attendons plus que le dénouement fatal.

Témoin plusieurs fois des bons effets du gaz oxygène, j'en envoie chercher quarante litres. Dès le commencement de son administration, une amélioration notable se produit, la respiration devient plus facile, la connaissance revient, la teinte cyanosée disparaît en partie. Voyant que la suspension des inhalations était aussitôt suivie des phénomènes de suffocation, je lui administrai une deuxième et égale dose d'oxygène, puis une troisième, et en me retirant, je prescrivis d'entretenir ma malade sous l'influence presque constante d'un courant de ce gaz.

Du samedi au dimanche soir, elle consomma 600 litres de gaz, et chose remarquable jusqu'à la nuit du dimanche, chaque fois qu'on essaya de suspendre l'arrivée de l'oxygène dans les poumons, les phénomènes d'asphyxie et de suffocation reparurent.

Dans la journée du lundi, il n'y eut pas de nouvel accès et depuis cette époque la malade est revenue à son état habituel de santé.

Aucun accident inflammatoire à signaler.

M. le docteur Masson d'Ardres nous a dit avoir employé plusieurs fois depuis avec succès les inhalations d'oxygène en pareil cas.

Observation V

Asthme, inhalations (C. Paul).

Il s'agit d'une jeune femme emphysémateuse, qui, tous les ans, au milieu de l'été est prise d'attaques d'asthme. L'année dernière, cette dame était enceinte et redoutait fort de voir ses attaques revenir comme chaque année. Je fus en effet appelé en toute hâte, la nuit, pour lui porter secours. Elle souffrait d'une attaque assez intense qui durait depuis une heure. Je fis apporter immédiatement une provision d'oxygène et j'en fis respirer peu à peu environ trente litres dans l'espace d'une demi-heure. L'effet en fut des plus remarquables. La respiration qui était à quarante, tomba très peu de temps après et n'était plus qu'à dix-huit quand l'oxygène fut entièrement épuisé ; le pouls, qui battait quatre-vingts pulsations, ne varia pas ; mais au lieu d'être petit et caché, il prit de la force et de l'ampleur. Une heure après le commencement de l'administration du médicament, la malade dormait d'un profond sommeil.

Le lendemain et les jours suivants, il y eut encore un peu de dyspnée et d'oppression et chaque fois l'oxygène en vint à bout comme la première fois ; la respiration diminuait de fréquence et le pouls reprenait de la force.

On trouvera également dans le livre de Demarquay plusieurs observations relatives à l'emploi de l'oxygène dans les attaques d'asthme. Nous ne pouvons que les signaler.

Le D' Huchard a également employé souvent l'oxygène dans cette affection, et s'en est bien trouvé. Mais seulement dans l'asthme nerveux. Mme X...., 38 ans, asthmatique, emphysémateuse, calme très rapidement ses accès par des inhalations d'oxygène. Pour M. Huchard les inhalations d'oxygène sont contre indiquées dans l'asthme avec retentissement cardiaque.

Observation VI

Attaques d'asthme traitées par les inhalations d'oxygène (Dr Charles Ball).

Les différentes substances que l'on emploie pour combattre les accès d'asthme, telles que le stramonium ou la belladone agissent en modifiant l'état du poumon et en le rendant ainsi moins sensible à l'action de l'air extérieur. Mais cette modification même ne s'obtient qu'à la condition de produire un véritable empoisonnement ou d'amener un certain degré d'ébriété qui n'est pas sans inconvénient. Cet inconvénient a été évité dans le cas suivant par les inhalations d'oxygène qui réussissent au moins aussi bien que ces différents agents. Dans la plupart des cas en effet les inhalations donnent un bon résultat.

Il s'agit d'un homme de trente-huit ans, asthmatique depuis huit ans. Il souffrait depuis trois semaines d'attaques d'asthme presque incessantes. Quelques jours après son entrée à l'hôpital, il fut soumis à des inhalations d'oxygène qui eurent un effet presque immédiat. Lorsque l'accès n'était pas totalement conjuré, il était au moins tellement atténué qu'au lieu de durer toute la nuit, il était terminé au bout de vingt minutes. Le malade commençait ordinairement à respirer son oxygène au moment où il sentait les signes précurseurs de son accès. Il respirait ainsi pendant *dix minutes* environ et prenait le reste du gaz en deux ou trois fois à une heure ou deux d'intervalle. La quantité d'oxygène absorbé était de vingt litres qu'il prenait tantôt le jour, tantôt la nuit.

Observation VII (inédite).

Bronchite asthmatique généralisée des deux poumons (Dr Smester).

Mme Ep..., 4, rue de la Terrasse, a 50 ans, elle est mariée depuis vingt-sept ans. Il y a trois mois en pleine santé, elle est prise d'une bronchite des deux poumons, avec accès de suffocation, revêtant la forme des accès d'asthme. Au milieu de la nuit, elle étouffe, cherche de l'air, et court à une fenêtre pour en respirer, quelque temps qu'il fasse. D'ailleurs dans la journée elle ne peut faire un pas sans étouffer ; et du matin au soir elle quitte à peine son fauteuil.

Sur les conseils d'un confrère, elle prend des pastilles de soufre, et des capsules de goudron. Mais après trois mois elle n'en éprouve aucun soulagement. La maladie reste ce qu'elle était au début. La malade bien entendu ne dort pas du tout. L'angoisse est constante. M. Ep..., sachant que je vois une famille du n° 4 de la rue de la Terrasse, me prie d'examiner sa femme. L'auscultation révèle une bronchite généralisée des deux poumons, revêtant comme je l'ai dit, la forme asthmatique. Les crachats muqueux sont très abondants. Comme Mme Ep... avait vu un médecin, je lui conseille de suivre les ordonnances du confrère. Mais pressé par le mari et par la femme de donner un soulagement à celle-ci, je prescrivis des inspirations d'oxygène, dans le but de sortir de cette fausse position.

Mme Ep..., dès le 11 décembre inspire trente litres d'oxygène pur. Le 12, elle respire plus librement, marche un peu, et mange très bien. Toute la journée elle babille avec son entourage, toute contente du mieux être qu'elle éprouve. La toux continue, mais le mieux est tellement incontestable que j'en suis moi-même étonné. Le 13 décembre, Mme Ep..., marche, mange, dort comme si elle n'avait rien éprouvé. Son enthousiasme est tel qu'elle chante les louanges du gaz oxgyène.

Dès le surlendemain de ce traitement, elle a pu marcher du n° 4 de la rue de la Terrasse jusqu'au bout opposé du parc Monceaux.

Aujourd'hui elle se sent, dit-elle, la force d'aller au bout du monde. Tout traitement est cessé le 18 décembre. La guérison est complète.

Je revois Mme Ep... le 10 mars 1881 ; elle n'a rien perdu de sa bonne santé.

OBSERVATION VIII (inédite)

Pneumonie double (rhumatismale). Traitement de l'asphyxie par les inhalations d'oxygène, guérison (Service de M. le Dr Tenneson)

Jeune homme de 17 ans, entré à l'hôpital provisoire des Tournelles en mars 1880. Constitution délicate. Bonne santé antérieure. Pneumonie aiguë franche unilatérale. Les signes d'auscultation occupant toute la hauteur du poumon (souffle). Traitement ordinaire de la pneumonie.

Vers le sixième jour de la maladie, aucun symptôme alarmant, tout faisait espérer la défervescence brusque et complète à l'époque habituelle. Le lendemain nous trouvons le malade asphyxiant : cyanose et refroidissement des extrémités, faiblesse du pouls, dyspnée intense. Depuis la veille, le poumon sain était envahi dans toute sa hauteur par le souffle et le râle crépitant. M. Tenneson fit remarquer aux élèves du service que le malade allait probablement succomber, non par suite de sa pneumonie, mais à cause de l'étendue des lésions; mais qu'il guérirait sans doute si nous pouvions le faire respirer artificiellement pendant trois jours, jusqu'au moment où devait commencer la résolution dans le poumon primitivement affecté. M. Tenneson prescrivit les inhalations d'oxygène. Elles furent pratiquées soigneusement environ toutes les heures, pendant dix minutes par les élèves du service qui voulurent bien se relayer près du malade. A chaque séance les premières inhalations produisaient des effets notables : diminution de la cyanose, respiration plus facile, sentiment de bien être. Mais le malade se fatiguait très vite et bientôt, soit que la quantité de gaz absorbée ne fût plus suffisante, soit qu'il eût épuise son action, tous les symptômes d'asphyxie se reproduisaient graduellement pour s'amender de nouveau à la séance suivante. Les inhalations furent continuées pendant trois jours, elles devinrent ensuite inutiles, la pneumonie était entrée en résolution dans le poumon primitivement affecté.

L'action de l'oxygène fut secondée par l'alcool qu'on administra au malade. La défervescence se produisait vers le neuvième jour de la seconde pneumonie. Quelques jours plus tard survint une arthrite aiguë radio-carpienne. Après quoi le malade sortit de l'hôpital entièrement rétabli.

Nous croyons qu'il est difficile de mettre en doute l'action de l'oxygène dans un pareil cas. Il est plus que probable en effet que sans les inhalations le malade eût succombé à l'asphyxie qui était très accentuée au moment où on entreprit les inhalations. Sans doute il a fallu beaucoup de zèle de la part des personnes du service pour faire inhaler le gaz au malade qui n'était pas à même, dans un état aussi grave, de manœuvrer lui-même l'appareil. Mais le succès en pareille circonstance compense amplement la peine. Ces cas heureusement peu fréquents nécessitent dans un hôpital où les malades abondent un surcroît de travail ; mais dans la pratique privée, la difficulté n'existe plus et le résultat obtenu par M. Tenneson nous paraît très important.

Inutile d'ajouter bien entendu que le gaz oxygène n'était pas donné dans l'intention de guérir la pneumonie ; mais bien pour combattre l'asphyxie causée par elle, et par ce moyen permettre au malade de vivre jusqu'à ce que ses poumons lui permissent de respirer normalement.

OBSERVATION IX

Asphyxie par congestion pulmonaire et cérébrale (Constantin Paul).

Au mois d'août dernier on amena un dimanche, à l'ambulance de lE'xposition, une femme d'une trentaine d'années en proie à une dyspnée extrême, avec cyanose générale et un état vultueux de la face et de tout le corps. Cette femme, enceinte de six mois, et atteinte d'une indigestion, venait de rendre une partie de ses aliments et nous fut apportée dans un état demi-comateux. Redoutant d'une part de lui faire une saignée pendant une indigestion, et confiant dans l'emploi de l'oxygène, je me décidai pour ce dernier moyen. La respiration se faisait trente-deux fois par minute avec une dyspnée extrême et un soulèvement en masse de la poitrine. Le cœur battait faiblement et le pouls avait complètement disparu aux deux radiales. Je fis immédiatement respirer à la malade trente litres d'oxygène et j'eus la satisfaction de voir la face devenir moins rouge et moins vultueuse ; les yeux perdre de leur injection et la connaissance revenir. Le pouls se montra dix ou quinze minutes après, et la malade revint peu à peu à l'état normal. Ce qu'il y eut surtout de remarquable dans ce fait, c'est la diminution rapide de la dyspnée et le retour à la connaissance sous l'influence de l'oxygène, alors que le pouls n'avait pas encore reparu aux radiales.

OBSERVATION X

Congestion cérébrale grave avec chute et paralysie de tout le côté droit du corps (Dr Tamin-Despalle).

Le 18 avril 1875 vers deux heures de l'après-midi M. L..., député, fut atteint d'une congestion cérébrale grave avec chute et paralysie de tout le côté droit du corps.

Le pouls était à quatre-vingt-deux pulsations, la face vultueuse. L'estomac contenait une notable quantité d'aliments. Le déjeûner ayant eu lieu une demi-heure avant l'accident, je ne crus devoir ni saigner, ni appliquer de sangsues, ni administrer de vomitif.

J'ordonnai des inhalations d'oxygène pur, à l'aide d'un inhalateur fourni par M. Limousin. Dès les premières aspirations M. L... déclara se sentir beaucoup mieux... Le mouvement et la sensibilité revinrent peu à peu dans le côté paralysé.

A six heures quelques frissons suivis d'une abondante émission d'urine, baillements répétés, éructations.

A sept heures M. L... pouvait se tenir debout, le mal était conjuré. Il avait été consommé environ vingt litres d'oxygène pur.

OBSERVATION XI (*inédite*).

Emphysème pulmonaire (Dr Smester).

M. G... 39 ans, agent comptable, rue Lemercier, est un homme grand, fort, avec une physionomie sérieuse et douce. Quand on le voit, surtout quand on l'entend parler, on s'aperçoit tout de suite qu'il a une affection pulmonaire, bien avant qu'il ait raconté l'histoire de sa maladie. Voici comment il la raconte :

« Depuis l'âge de 16 ans je suis souffrant. J'ai eu plusieurs pleurésies, qui ont guéri, mais à la suite desquelles il m'est toujours resté un peu d'essoufflement. Depuis cette époque avec des alternatives de mieux et de pire, j'ai toujours été court d'haleine. Peu après il m'est venu un peu de toux. Je crache peu. Une marche un peu rapide, une montée surtout, m'essouffle énormément. Pour venir de la rue Lemercier à la rue de Rome (environ cinq ou six cents mètres) je suis très essoufflé. Les fonctions digestives n'ont jamais été troublées. L'auscultation des poumons fait constater de l'emphysème à droite, en avant. En arrière, le poumon est entouré d'une coque de fausses membranes, occupant les deux tiers inférieurs et s'avançant un peu en avant. Il est à supposer que le sommet est aussi enclavé dans une coque semblable. Il y a de la matité en avant et en arrière, et le murmure vésiculaire s'entend faible et lointain. Quelques frottements secs parcheminés. Le poumon gauche est aussi emphysémateux par places. On y trouve de véritables îlots d'emphysème.

Le cœur est un peu engoué, sans lésions vasculaires.

M. G..., désire savoir, s'il peut avec profit respirer de l'oxygène. Je n'hésite pas à le lui conseiller, tout en faisant la réserve, qu'il sera difficile, étant donnée la nature des lésions, d'obtenir une guérison ou même une très grande amélioration. Quant à un mieux être, il n'y a pas de doute qu'il se produise.

M. G... commence le 20 juillet 1880 à inspirer un mélange de 40 litres d'oxygène et 50 litres d'air. Le nombre des pulsations et des respirations est noté avant et après chaque séance. Les différences sont tellement minimes, qu'il me paraît inutile de les consigner. Dès le 29, M. G... éprouve à dix heures du matin le besoin de prendre des aliments, sensation qui paraissait autrefois à onze heures. Le 31 le poumon gauche était un peu dégagé, suffisamment cependant pour produire une notable amélioration. Le poumon droit respire mieux par places. On entend moins de râles humides. Concurremment avec l'oxygène M. G..., prend quelques capsules de térébenthine. Le 2 août le sommeil est plus profond, le réveil devient plus difficile. Quelques jours après le sommeil se conservant bon, la difficulté du réveil disparaît. Petit changement probablement dû aux orages qui eurent lieu à cette époque. Le 4 M. G..., m'apprend qu'il boit beaucoup en mangeant. Il insiste sur beaucoup. L'examen des urines ne fait constater ni sucre ni albumine. Le 6 août on suspend les inhalations pour les reprendre le 6 septembre. Mais le mélange est un peu moins riche en oxygène (20 litres d'oxygène et 50 litres d'air).

Le 20 septembre. — Il y a une amélioration notable, M. G... ressent d'ailleurs un mieux être général. Il marche et monte beaucoup mieux, sans essoufflement. Le 26 il va avec sa petite fille, de chez lui à la Bastille ; de là au Père-Lachaise. Il monte la grande avenue sans trop de gêne et revient chez lui à pied. L'auscultation, le lendemain, fait constater une diminution des râles. Les adhérences, ni les coques de fausses membranes n'ont disparu ; cependant on entend le murmure vésiculaire sur une plus grande étendue des deux poumons et un peu plus intense.

Mais le malade éprouve de légères douleurs aux insertions du diaphragme. Ces douleurs durent une huitaine de jours, et sont surtout sensibles pendant les mouvements du tronc. Pendant les moments d'orage M. G..., ressent encore un peu d'oppression, mais passagère, beaucoup moins longue qu'autrefois. Il remarque une plus grande facilité à reprendre sa respiration après une marche ou une ascension.

L'état général est bon.

Je conseille à M. G..., de s'en tenir à cette amélioration, doutant que l'on puisse obtenir davantage dans l'état des plèvres et des poumons.

Le docteur Maurel dans un mémoire lu à l'Académie de médecine en 1880, et qu'il a bien voulu mettre à notre disposition, fait part de ses observations et dit qu'il a obtenu des résultats encourageants.

L'emphysème, la bronchite chronique, la coqueluche sont favorablement influencées par l'emploi de l'oxygène en inhalations à la dose de 30 à 40 litres par jour en une ou mieux plusieurs séances.

Parmi les faits les plus concluants, il cite celui d'un malade de 50 ans, atteint d'emphysème pulmonaire, compliqué de bronchite aiguë. Ce malade avait de la fièvre, une oppression très grande, et à chaque accès de toux qui durait le plus souvent plusieurs instants, la face et les lèvres devenaient bleues, cyanosées, et lorsqu'il était assis sur son lit il retombait sur ses oreillers presque asphyxié. Malgré un traitement rationnel par les révulsifs, les expectorants de toute sorte, son état ne s'améliorait pas. C'est alors que le Dr Maurel eut l'idée de lui faire inhaler de l'oxygène.

En peu de jours, l'oppression diminua ainsi que la toux,
l'appétit et les digestions se rétablirent, la fièvre cessa et le
malade se rétablit assez promptement, tout en gardant son
emphysème, bien entendu.

Un autre fait du même auteur est encore plus significatif.

Observation XII

Une petite fille de six ans, demeurant rue Polonceau, n° 49, contracte la coqueluche. Au bout de quinze jours, elle avait vingt à vingt-
cinq quintes par jour. Huit jours après, pendant les premiers froids
du mois de novembre, sa coqueluche se complique de bronchite violente.
La fièvre s'allume, 120 à 140 pulsations à la minute, la toux est très
fréquente, et pendant les quintes, les lèvres et la face bleuissent.

Des râles sous-crépitants s'entendent dans toute l'étendue des poumons, et l'agitation est extrême. Les substances alimentaires sont
vomies et l'enfant dépérit rapidement. Malgré les vomitifs, les calmants
usités en pareil cas, malgré des révulsifs très-largement employés, cet
état va s'aggravant tous les jours. La fièvre continue, la dyspnée est
extrême, la respiration très-fréquente, la toux incessante, et à chaque
accès on dirait que la petite malade va asphyxier. C'est alors que
M. Maurel la soumit aux inhalations d'oxygène. On était vers le
vingtième jour de la bronchite catarrhale et vers le quarantième de la
coqueluche. L'enfant était si abattue, la respiration si fréquente, que
le premier jour elle avait de la peine à faire les aspirations nécessaires
pour faire pénétrer le gaz dans les poumons. On le fit alors dégager
au devant de la bouche et sous les rideaux en grande abondance. A
partir de ce jour, toute autre médication fut suspendue. Le lendemain,
l'enfant put inhaler trente litres d'oxygène. En peu de jours l'oppression diminua, les râles allèrent en s'affaiblissant, les vomissements
cessèrent, l'appétit et les forces revinrent. Les quintes de coqueluche
persistèrent plus longtemps, mais en moins de huit jours un change-

ment inespéré s'était produit, et on n'hésita pas à attribuer une guérison inattendue à l'emploi de l'oxygène seul.

Rien de plus rationnel que d'employer l'oxygène toutes les fois qu'il y a menace d'asphyxie.

M. Maurel attendait l'occasion d'en faire usage dans la diphthérie. Elle s'est présentée à lui dans les circonstances suivantes.

OBSERVATION XIII

Emploi de l'oxygène dans la diphthérie (Dr Maurel)

Enfant âgée de 10 ans, demeurant 2, rue des Trois-Frères, assez développée, bien constituée et jouit habituellement d'une bonne santé. Etant à la campagne à Choisy-le-Roi, le 1er septembre elle fut prise de douleurs au cou qu'on attribua à un refroidissement.

Le lendemain 2 septembre l'enfant se plaint du mal de gorge, ne mange pas et a un peu de fièvre le soir. Le 3 les accidents persistent et on la ramène à Paris. Je suis prié d'aller la visiter. Je la vois le 4 au matin. L'enfant a de la fièvre, la peau est brûlante, le pouls accéléré. Je constate un engorgement des ganglions sous-maxillaires ; j'examine la gorge et je vois des plaques pseudo-membraneuses sur les piliers antérieurs, sur la luette et sur les amygdales. Les fausses membranes sont résistantes et ne se laissent pas détacher avec le manche de la cuillère.

Je prescris un vomitif, une potion avec 6 gr. de chlorate de potasse et des badigeonnages répétés toutes les heures avec du jus de citron.

Le 5. — L'état n'est pas modifié. La fièvre persiste, l'enfant est de plus en plus grognon et refuse ses jouets. Légère douleur à la déglutition. Les fausses membranes se sont étendues en largeur et ont envahi les piliers postérieurs. Je fais continuer le chlorate de potasse et fais badigeonner la gorge avec une solution de chloral dans de la

glycérine. Du reste aucune des prescriptions n'a été exécutée régulièrement à cause de la résistance de la malade : et dès ce jour il a été
impossible de lui faire prendre aucun médicament, ni de lui faire
les bandigeonnages prescrits. L'âge et la force de l'enfant ne permettent pas de vaincre sa résistance.

Le 6 septembre. — La nuit a été mauvaise, l'enfant a mal dormi
et pour la première fois on constate de l'oppression. A ma visite la
respiration est sifflante, la toux est rauque, croupale, la voix enrouée.
Les fausses membranes tapissent toute l'arrière-gorge. La peau est
brûlante, le pouls à 120. Avec beaucoup de peine on administre un
vomitif qui amène un peu de soulagement.

Le 7 septembre. — Les symptômes sont encore plus accentués que
la veille. Il y a eu la nuit deux accès d'oppression assez violents. La
toux est rauque, croupale, la voix éteinte, la respiration bruyante et
produit le sifflement caractéristique de cette affection. On institue
alors les inhalations d'oxygène. L'enfant très-intelligente se prête bien
à cette petite manœuvre qui l'amuse.

Dans la journée elle absorbe quarante litres d'oxygène. Il y a
plusieurs accès d'étouffements.

Le 8. — Pas de changement dans l'état de la malade, dans la
journée quatre ou cinq accès pas plus violents que la veille. On continue les inhalations d'oxygène que l'enfant accepte facilement ; qua-
rantre litres de gaz sont encore consommés. Les inhalations sont faites surtout au moment des accès et paraissent les atténuer.

Le 9. — Les accès d'étouffement qui le 7 faisaient prévoir la
nécessité d'une intervention chirurgicale, sont moins violents. Chaque
fois qu'ils s'annoncent l'enfant réclame elle-même l'embout qui lui
sert à aspirer le gaz et les accès au dire des assistants sont évidemment atténués.

L'expectoration est abondante et à partir de ce jour et les jours
suivants on trouve dans les crachats une grande quantité de fausses
membranes dont une est aussi large qu'une pièce de deux francs.
Elles sont épaisses, résistantes et donnent tous les caractères de la
maladie.

Le 10. — La respiration est meilleure, moins sifflante mais fréquente. La toux est toujours rauqu·, la voix éteinte. Les accès d'étouffement ont diminué d'intensité. Même traitement.

Le 11. — L'amélioration s'accentue. Les accès d'étouffement sont légers. La respiration n'est plus sifflante. La toux reste rauque, la voix éteinte. Le goût revient, ainsi que l'appétit. L'enfant demande à manger. Les fausses membranes de la gorge se détachent.

Le 12. — Plus de fièvre, peau fraîche ; accès d'étouffement presque nuls. La respiration n'est plus fréquente. La toux et la voix conservent leurs caractères.

Le 14. — Depuis deux jours, plus d'accès d'étouffement. Respiration presque normale. La voix est encore enrouée, mais non éteinte. Pouls 88. L'appétit est revenu, on suspend les inhalations. L'enfant a absorbé en tout 330 litres d'oxygène.

Le 18. — La voix est encore un peu enrouée. L'enfant est pâle, faible. La déglutition des liquides est difficile et provoque des accès de toux, ce qui indique un peu de paralysie du voile du palais. Toniques, ferrugineux.

Le 21. — La voix est normale. La déglutition plus facile, les forces reviennent.

Il serait téméraire, ajoute le docteur Maurel, de tirer des conclusions d'un fait unique. Cependant le fait de voir les accès calmés par l'oxygène satisfait tellement l'esprit qu'il est difficile de ne pas en être frappé.

Ce sera aux observations ultérieures à démontrer si cet effet est constant ou s'il s'agit simplement d'un fait heureux.

Observation XIV (Résumée).

Dyspnée urémique traitée par les inhalations d'oxygène (Dr Barthélemy).

M. X..., habitant Paris, a eu antérieurement plusieurs accès de fièvre intermittente. Actuellement périartérite généralisée, hypertrophie cardiaque, néphrite interstitielle avec albumine très-abondante néanmoins. Sous l'influence de son affection, M. X... est sujet à des dyspnées fréquentes, subdélirium, hoquet pénible. Cet état durant depuis trente-six heures n'avait pas été amélioré par un thérapeutique assez variée. M. Barthélemy prescrivit alors les inhalations d'oxygène à la dose de dix à quinze litres par séance. Après quelques séances, la dyspnée et le hoquet avaient entièrement disparu, moins toutefois l'état de subdélirium qui persistait encore, bien que notablement diminué.

Un cas de dyspnée urémique traité par les inhalations d'oxygène a également été observé dans le service de M. le professeur Peter.

M. le docteur Huchard a également utilisé ce mode de traitement dans sa pratique, en pareil cas. D'une façon générale les inhalations d'oxygène réussissent bien dans les dyspnées nerveuses.

D'après M. Huchard, les inhalations d'oxygène réussissent bien dans les affections du cœur, surtout dans les affections aortiques ; moins bien dans les lésions mitrales où l'on peut craindre davantage les complications congestives vers le poumon.

OBSERVATION XV

Bons effets des inhalations d'oxygène dans le traitement de la rage.

Les docteurs Schmitdt et Lebedew ont traité par les inhalations une jeune fille de 12 ans qui avait été mordue à la main par un chien enragé. La plaie intéressait la peau et le tissu cellulaire sous-cutané. On la cautérisa immédiatement avec le nitrate d'argent et au bout d'une semaine la cicatrisation était complète.

Trois mois mois auparavant l'enfant avait eu la diphthérie qui avait laissé après elle une aphonie paralytique.

Dix-sept jours après la morsure survinrent de la dyspnée et de la dysphagie ; le pouls était fréquent ; rétention des matières fécales et de l'urine.

Schmitdt et Lebedew prescrivirent l'inhalation de trois pieds cubes d'oxygène. L'effet fut immédiat : deux heures et demie [après la malade était dans un calme parfait. Le lendemain nouveaux symptômes d'hydrophobie, dysphagie, dyspnée, convulsions toniques du tronc et des extrémités, spasmes des muscles respirateurs et perte complète du sentiment. Une autre inhalation continuée pendant cinquante-cinq minutes fit disparaître ces phénomènes. Il ne resta qu'un peu de dyspnée auquel on remédia par le bromure de camphre continué pendant trois semaines. Un mois après survint une certaine paresse de l'innervation des jambes, mais elle disparut bientôt et la malade guérit parfaitement, sauf l'aphonie causée par la diphthérie.

En 1875, MM. C. Paul et Josias employèrent ce moyen sans succès dans un cas de rage. L'asphyxie fut toutefois retardée et permit d'essayer divers traitements (*London med. record* 15 février 1878, p. 78).

Observation XVI

Empoisonnement par l'oxyde de carbone, traité par les inhalations d'oxygène et les injections d'éther, guérison (Dr Coignard).

Dans les premiers jours de janvier 1879, je fus appelé à voir dans la maison que j'habite une femme qui s'était asphyxiée volontairement par l'oxyde de carbone.... Lorsque j'arrivai la malade était couchée sur son lit, ronflant et expulsant par la bouche une grande quantité de salive.... Tous les muscles étaient tétanisés, il était impossible de faire plier l'une ou l'autre des articulations. Cette femme me paraissait mourante... J'envoyai immédiatement chercher de l'oxygène, et je fis sur l'heure une injection sous-cutanée de deux grammes d'éther. Résultat apparent nul. La malade ne manifeste pas la moindre sensibilité, mais la respiration parut plus facile. Après vingt-cinq minutes je recommençai ; puis vingt minutes après je fis encore une autre injection, injections en tout 10 gr. d'éther. Le tétanisme parut céder après trois heures, pendant lesquelles j'avais injecté l'éther.

L'oxygène arriva vers dix heures et demie, et immédiatement sans discontinuer, on lui fit faire des inspirations jusqu'à onze heures du soir.

Vers trois heures de l'après midi, la malade grognait lorsqu'on la piquait, le danger paraissait donc moins imminent, mais elle ne recouvra la sensibilité que le lendemain à six heures du matin, heure à laquelle elle était tout à fait hors de danger.... Depuis cette femme va tout à fait bien... Les inhalations d'oxygène me paraissent avoir eu dans ce cas particulier une salutaire influence... M. Duflot pharmacien qui avait contribué à secourir la malade, ajoute que l'amélioration s'accentuait au fur et à mesure que les inhalations étaient données... On avait employé quatre ballons de 30 litres, soit 120 litres en douze heures.

OBSERVATION XVII

Empoisonnement par le charbon, traité par les inhalations d'oxygène
(Dr Créquy)

Une dame C..., âgée de 55 ans, demeurant à La Chapelle, après avoir soigneusement calfeutré sa chambre, s'était étendue sur son lit à côté de deux réchauds remplis de charbon, qui amenèrent un état d'asphyxie voisin de la mort.

A notre arrivée, l'intelligence et la parole sont abolies, il en est de même de la motilité, les membres soulevés retombent comme des masses inertes. La peau reste insensible aux pincements des doigts et aux piqûres d'epingles. Les paupières sont fermées, les pupilles largement dilatées, presque insensibles à la lumière. Les mâchoires fortement serrées, se laissent difficilement écarter. Le pouls bat environ

100 pulsations par minute. La respiration est un peu fréquente, mais l'auscultation et la percussion ne révèlent rien d'anormal.

Traitement. — Frictions sèches sur la peau, et sinapismes sur les membres ; je fais, en outre, cingler vigoureusement la poitrine toutes les demi-heures avec des serviettes trempées dans l'eau froide. Ce dernier moyen excite un peu la malade et lui fait pousser quelques grogne-ments, mais bientôt elle re'ombe dans le même état. Le 5 janvier le coma persiste, l'intelligence et la motilité restent toujours abolies. A onze heures, je lui fais respirer vingt-cinq litres d'oxygène à l'aide de l'appareil Limousin. Immédiatement après cette inhalation, la sensi-bilité devient plus vive. L'intelligence se traduit par quelques mots mal articulés ; les paupières s'entrouvrent légèrement et la malade peut expectorer quelques crachats dont elle n'avait pas cherché à se débarrasser jusqu'alors. De nouvelles inhalations furent faites le soir, le lendemain et le surlendemain. Le 6, la sensibilité, l'intelligence et la motilité étaient à peu près revenues à leur état normal ; mais le soir une fièvre assez vive se déclara. L'auscultation fit reconnaître une pneumonie à la base du côté gauche. Celle-ci, qui nous paraît avoir été déterminée par une fenêtre que nous avions dû tenir ouverte près de la malade, resta bornée au tiers inférieur, eut une marche assez rapide, entra en résolution le 12, et permit à la malade de reprendre ses occupations quelques jours après (Communiquée à la Société de thérapeutique).

OBSERVATION XVIII

Asphyxie lente et graduelle par le charbon, traitée par inhalations
d'oxygène, guérison (Dr Linas).

Le 20 décembre 1868, je fus consulté par une domestique qui présentait au suprême degré, les signes d'une asphyxie lente et gra-duelle par le charbon. Cette femme nommée Jeanne R..., âgée de 40 ans, d'une bonne constitution et d'une excellente santé, couchait dans une mansarde mal ventilée et ne recevant le jour que par un pětit vasistas, qu'elle avait pris soin, vu la rigueur de l'hiver, de calfeutrer hermétiquement. C'était au 10 décembre, afin de mieux se préserver du froid, elle imagina de placer pendant la nuit une sorte de brazero au milieu de sa chambre. N'ayant ressenti d'abord qu'un malaise passager, elle ne songea pas à l'attribuer à son système de chauffage qu'elle continua les nuits suivantes. Au bout de trois ou quatre jours elle fut prise de vomissements et éprouva quelques vertiges. Ne soupçonnant toujours point la cause de son indisposition, elle persista à chauffer chaque soir sa mansarde avec un mélange de braise et de charbon. Cependant, un matin, la pesanteur de tête et les vertiges furent tellement intenses, que la malade eut peine à se lever, fit dans sa chambre quelques pas chancelants et alla tomber à la renverse dans l'escalier. On vint à son secours, on l'exposa au grand air, on lui fit respirer du vinaigre, de l'éther et autres liquides volatils et excitants. Frictions énergiques sur le tronc et les membres. Un peu remise par ces soins opportuns, la malade essaya de reprendre ses occupations. Mais le retour des vertiges, la persistance de la céphalalgie et les vomissements provoqués par l'ingestion des plus petites quantités d'aliments, donnèrent l'éveil à ses maîtres qui furent frappés, en outre, de la teinte violacée de leur domestique.

C'est à cette époque, une dizaine de jours environ après le début des accidents, que je vis la malade. Coloration bleuâtre, cyanosée de tout le tégument externe. La membrane muqueuse des lèvres participait aussi à la cyanose de la peau. La température du corps était notablement abaissée, la peau était froide. Dans l'aisselle, la température était descendue à 34°,6 dixièmes, et dans la bouche, à 35°,2 dixièmes. La peau avait perdu sa tonicité et son élasticité normales ; les plis qu'on y faisaient en la pinçant persistaient durant quelques secondes et ne s'effaçait qu'avec lenteur. La sensibilité tactile était fort diminuée, et la malade supportait, sans en être incommodée, les pincements un peu violents et les piqûres d'épingles assez profondes. La sensibilité des autres organes des sens, ouïe, vue, odorat et goût était émoussée comme celle du toucher. Violentes et continuelles douleurs de tête, plus intenses dans la région frontale et accompagnées d'un sentiment de

resserrement, de constriction vers les tempes. Bourdonnements et siffle-
ments d'oreilles; éblouissements et vertiges. Malaise général, courbature
pénible. Lassitude inaccoutumée et inaptitude réelle pour les mouvements.

Tendance au sommeil, difficile pour ne pas dire impossible à satis-
faire, à cause de la violence de la céphalalgie, et des douleurs épigas-
triques... Battements du cœur ralentis et sans vigueur. Pouls descendu
à 56 pulsations, mou, dépressible, ondulant. Respiration très lente en
trecoupée par des soupirs et des baillements. Affaiblissement du murmure respiratoire à l'auscultation. L'air expiré reçu sur le dos de la
main paraissait moins chaud que dans l'état ordinaire. La malade se
plaignait de temps en temps d'un état d'angoisse et d'anxiété dans la
poitrine. Les nausées et les vomissements survenaient à tout propos, et
l'intolérance de l'estomac était telle, que les liquides seuls étaient supportés et à très-petites doses. Constipation, miction de plus en plus
rare.

Je prescrivis l'exercice forcé au grand air ; les bains excitants, les
révulsifs cutanés, les frictions stimulantes répétées matin et soir ; les
inspirations forcées, les excitants diffusibles. Cette médication mal observée d'ailleurs n'aboutit au bout de trois jours qu'à des résultats insuf-
fisants. La plupart des phénomènes asphyxiques tenaient bon. C'est
alors que j'eus l'idée d'employer l'oxygène...

Dès la première séance la malade éprouva une amélioration notable.
Elle continua régulièrement les inhalations pendant une semaine.

Les signes de l'asphyxie se dissipèrent peu à peu; le 30 décembre
toute trace d'intoxication avait disparu.

J'ai eu l'occasion de revoir plus tard la malade : elle n'avait éprouvé
aucun accident nouveau, et la guérison était parfaitement confirmée.

Observation XIX

Empoisonnement par le charbon, traité par les inhalations d'oxygène.

Le docteur Charles Ball a rapporté dans le *British médical journal* l'observation suivante.

Il visita le 16 janvier 1877 une famille qui avait été trouvée en état de mort apparente. Trois personnes, un homme de 55 ans, sa femme, âgée de 48 ans, et sa fille de 16 ans avaient été trouvés dans une très petite chambre où un grand feu avait été allumé dans une cheminée absolument imparfaite.

Lorsqu'on eut aéré largement et sous l'influence de divers excitants, la femme recouvra sa connaissance suffisamment; il en fut de même de l'homme. Dans le courant de la journée l'état de ce dernier et celui de sa femme s'améliora, mais celui de la fille empira. Elle eut des convulsions à intervalles éloignés et le coma s'accentua. Malgré un vésicatoire, des lavements stimulants, des injections hypodermiques d'éther, le soir à dix heures, elle avait l'air d'être sur le point de succomber. Les convulsions avaient entièrement cessé, on ne trouvait pas de pouls radial. La respiration très faible se faisait très rarement.

A ce moment M. Ball commença à administrer l'oxygène, l'effet en fut rapide et très marqué. Le pouls put être senti et bientôt augmenta de force. Après l'emploi de 18 litres on le suspendit. La respiration et la circulation étaient bien restaurées.

Pendant l'inhalation les convulsions qui avaient disparu depuis plusieurs heures recommencèrent. Bien qu'elle ne fût pas encore sensible dans la nuit cette jeune fille était déjà mieux et ne put avaler quelques liquides. Les convulsions allèrent en diminuant, et quarante-huit heures après l'accident le rétablissement était complet. Dans ce cas l'action de l'oxygène était incontestable.

Observation XX

Empoisonnement par le charbon (C. Paul).

A l'Exposition universelle (1867), trois Espagnols en train de brûler du café dans une cave renversèrent leur fourneau et furent bientôt asphyxiés par les vapeurs qui se dégageaient des charbons enflammés. On les aida à sortir. Deux d'entr'eux se remirent presque aussitôt qu'ils furent revenus à l'air libre ; mais le troisième présenta tous les signes d'une intoxication complète. Quand je le vis, deux heures après l'accident, il était encore livide, à peine réchauffé ; le pouls était petit et la dyspnée très-marquée ; il y avait trente-deux respirations par minute. Je lui fis respirer vingt-cinq litres d'oxygène, et, presque aussitôt, la respiration descendit à vingt par minute et le pouls reprit de l'ampleur. Il put se lever bientôt et retourner à pied chez lui.

MM. Fournier et Barthélemy ont eu également recours à l'oxygène dans un cas d'empoisonnement par l'oxyde de carbone. Ils eurent l'idée de faire en même temps des saignées répétées, dans le but d'enlever le plus possible du sang impropre à la nutrition, et mirent à profit l'action que l'oxygène exerce sur le sang, à savoir : excitation de la formation des hématoblastes et des globules rouges. Leur expérience fut suivie de succès.

Observation XXI

Empoisonnement par les gaz des fosses d'aisances. Guérison par les inhalations d'oxygène (Lancereaux).

Le 11 juillet 1865 plusieurs ouvriers étaient occupés à travailler à une fosse, lorsque l'un d'eux venant à ouvrir une fissure, donna lieu à un échappement de gaz qui le renversa immédiatement. Ses camarades placés à la partie supérieure de la fosse l'entendant tomber descendent pour le relever ; mais arrivés à un certain niveau, ils sont asphyxiés et tombent eux-mêmes dans la fosse. Arrivent deux pompiers qui parviennent, non sans peine, à retirer ces trois hommes. Les deux hommes qui étaient allés porter secours sont retirés mourants et succombent peu de temps après. Quant à l'autre, celui qui travaillait dans la fosse, il peut encore être transporté à l'hôpital ; mais il arrive à l'Hôtel-Dieu dans un état pour ainsi dire désespéré. Service Grisolle. Il a la face bleue violacée, les joues et les membres glacés ; il est sans connaissance et anesthésié à un tel point que l'ammoniaque reste tout d'abord sans action sur ses fosses nasales. Il jette des cris incessants. Les membres supérieurs roides, contracturés, ont de la tendance à se porter en avant et à se croiser sur la poitrine ; ses membres inférieurs sont, au contraire, plutôt en résolution, pouls petit, sans fréquence. Du vin et du café lui sont administrés pour combattre cet état ; des sinapismes lui sont appliqués sur le tronc et les membres, mais ces moyens et d'autres encore restent sans résultat. L'existence de ce malade paraissait toujours menacée lorsque vers dix heures et demie, je pensai à lui faire respirer de l'oxygène. Un ballon se trouvait justement dans la salle et servait alors au professeur Trousseau pour combattre l'anémie. Notre malade ayant respiré ce gaz pendant quelques minutes se trouva immédiatement soulagé. Nous vîmes les spasmes thoraciques disparaître, la teinte violacée diminuer et la connaissance revenir, puis en même temps les membres se réchauffèrent peu à peu et la température reprit son état normal. Vers deux heures de l'après-midi la chaleur était plutôt élevée. Il survint quelques crachements de sang qui furent combattus avec des ventouses sèches sur la poitrine. On prescrit, en outre, 20 centigr. d'émétique... Le soir ce malade était fatigué, courbaturé, mais dans un état offrant les meilleures espérances... Le 17 le malade était considéré comme définitivement guéri.

Observation XXII

Asphyxie à la suite d'une explosion de picrate de potasse (Dr Créquy).

On amena à M. le Dr Créquy un jeune homme qui venait d'être victime de l'accident arivé place de la Sorbonne. Ce jeune homme habitant la maison où avait eu lieu l'explosion se trouva suffoqué par le gaz résultant de la déflagration. Il peut cependant prendre une voiture et se faire transporter à la Maison municipale de santé. Nous le vîmes deux ou trois heures après l'accident, son état nous parut très grave ; cependant l'intelligence était parfaitement intacte, ainsi que la sensibilité... Mais la teinte asphyxique était très prononcée, le visage légèrement plombé, les ongles bleuâtres, la respiration fréquente et difficile ; le pouls petit et irrégulier battait à 140 pulsations.

Des râles sous-crépitants fins, abondants remplissaient la poitrine ; il existait en outre une tendance marquée à la somnolence... Une indication nous parut dominer toutes les autres ; c'était de faire disparaître cette teinte bleuâtre des téguments, et ces râles fins conséquence d'une stase sanguine veineuse dans les poumons, de rendre au cerveau les éléments de son excitabilité propre. Dans ce but des ventouses scarifiées avaient déjà été appliquées sur la poitrine. Nous prescrivîmes de faire respirer au malade toutes les demi-heures 25 litres d'oxygène, de faire suivre cette inhalation de flagellations sur tout le corps avec des compresses d'eau froide, de faire suivre celles-ci de massages et de frictions sèches, de terminer par des applications de sinapismes, pour revenir ensuite aux inhalations d'oxygène, en les faisant suivre des mêmes pratiques, et cela dans le but d'éviter l'état de somnolence que je considérais comme pouvant devenir fatal au malade. Une potion alcaline fut prescrite dans le but de fluidifier le sang. Cette médication fut suivie toute la nuit, environ 200 litres d'oxygène furent respirés.

Après chaque inhalation le malade se trouvait mieux, respirait, disait-il, plus librement, se sentait comme allégé, la somnolence disparaissait et lui-même demandait qu'on revînt à l'oxygène.

Le lendemain, l'asphyxie avait presque disparu ; mais la bronchite persista, et quelques jours plus tard survint une broncho-pneumonie qui se termina par la mort trente-six jours après l'accident.

Quoi qu'il en soit l'oxygène n'a pas moins eu ce résultat remarquable de faire diminuer les phénomènes asphyxiques au moment de son inspiration ; et en l'espace d'une nuit d'avoir ramené ce jeune homme dans une situation moins grave que la veille.

Quant à la bronchite et à la broncho-pneumonie, on ne peut les attribuer rationnellement à l'oxygène puisque la première existait avant son emploi et que la seconde ne survint que quelques jours après, alors qu'on n'en faisait plus usage. Peut-être faut-il attribuer la persistance de l'état inflammatoire du poumon à l'action spéciale et très irritante du gaz produit par la déflagration du picrate de potasse (Communiquée à la Société de thérapeutique).

Observation XXIII

Asphyxie, traitée par les inhalations d'oxygène (Limousin).

Le 24 mai 1871..., incendie du ministère des finances, un certain nombre de pompiers entourés par les flammes, la fumée et les vapeurs de pétrole, furent asphyxiés et on dut les transporter à la caserne.... Le plus sérieusement éprouvé était le caporal Renaud, jeune homme de 27 ans ; il était tombé asphyxié dans une des cours du ministère, on l'avait ramené inanimé sur un brancard où il était étendu au moment où j'y arrivai. Membres glacés, visage et mains cyanosés, pouls très faible, insensibilité complète. Les mouvements respiratoires ne se produisaient qu'à des intervalles très éloignés. Je m'empresse de recourir à l'oxygène. Je lui en fis respirer 40 litres, en facilitant au début

l'entrée et la sortie du gaz par l'abaissement et le soulèvement alter-
natif des côtes. En même temps, on lui appliquait sur les membres
inférieurs des sinapismes, et on fouettait la région épigastrique avec
un linge mouillé... Au bout de quinze à vingt minutes, quand il eut
consommé la première vessie de gaz oxygène, il commença à sortir
de l'état d'affaissement et d'insensibilité où il était plongé ; le pouls
devint perceptible et on constata une légère coloration à la peau....
Une demi-heure après, il put articuler quelques paroles et la sensibilité était revenue dans presque toutes les parties du corps. On pour-
suivit ce même traitement en laissant le malade au grand air dans la
cour pendant environ une heure et demie, puis on le transporta à
l'ambulance du collège Chaptal, où le Dr Masson d'Ardres, lui fit
continuer les inhalations d'oxygène... Le lendemain on constata un
mieux sensible, et la convalescence marcha assez rapidement pour
qu'il pût reprendre son service quelques jours après l'accident.

Observation XXIV

Deux cas d'asphyxie par le gaz d'éclairage traités par les inhalations
d'oxygène.

Le Dr Siercking rapporte dans *The Lancet* deux observations d'asphyxie traitées à l'hôpital Sainte-Marie, au moyen de l'oxygène en
inhalations.

Samuel S..., âgé de 50 ans, palefrenier, et Frédéric E..., âgé de
33 ans, cocher, furent apportés tous les deux dans un état complet
d'insensibilité. On les avait trouvés dans une écurie, dans un état de
mort apparente. En ouvrant l'écurie on sentit une forte odeur de gaz
qui s'échappait par une fissure d'un tuyau passant dans l'écurie...
Les deux malades devaient être restés environ neuf heures sous l'influence délétère du gaz. Au moment de l'entrée à l'hôpital on ne peut
constater de pulsations à l'artère radiale de S..., mais le cœur battait
100 à la minute. Pieds et mains froides, peau livide. On échauffe les
pieds, on place des sinapismes en même temps qu'on fait prendre au

malade de l'eau-de-vie. La sensibilité revint peu à peu. Puis on administra l'oxygène. Le pouls était à 72, après la séance il devint plus plein sans augmenter de fréquence. Le malade dormit bien toute la nuit. Après quelques petits incidents sans importance le malade sortit de l'hôpital le surlendemain, entièrement rétabli.

Les symptômes que présenta l'autre malade, cocher de profession, furent tout à fait semblables, mais moins marqués. Il fut traité de la même façon. Avant l'inhalation le pouls était à 126, il monta à 128 aussitôt après, et un engourdissement du bras qui s'était manifesté disparut complètement. Le malade remarqua tout de suite ce changement, car il commença à remuer les bras aussitôt qu'il eut absorbé l'oxygène. Il fut aussi débarrassé en même temps de ses éblouissements et de sa céphalalgie. Le surlendemain il quitta, lui aussi, l'hôpital entièrement guéri.

La quantité d'oxygène employée pour chaque malade fut d'environ cinq gallons. On se servit des sacs tirés de l'appareil de Clover, pour le chloroforme.

Nous ajouterons à ces observations sur l'emploi de l'oxygène pour combattre les phénomènes de l'asphyxie, quelques faits qui viennent aussi prouver l'utilité de ce gaz pour combattre des accidents analogues.

Dans un incendie survenu en janvier 1876 dans les caves d'un tapissier, rue Laffitte, plusieurs pompiers descendus pour chercher le foyer de l'incendie, bien que munis de l'appareil Galibert, durent être remontés dans un état complet d'asphyxie. Le Dr Hervé, de Lavaur, appelé pour leur donner des soins, s'empressa de leur faire respirer de l'oxygène pur et, grâce à ce moyen, il put les rappeler promptement à la vie.

Dans le courant de l'été de 1878, rue de Grammont, un ouvrier de la compagnie Raoul Pictet, pour la production de la glace par l'acide sulfureux liquide, fut asphyxié par un jet d'acide qui s'échappa d'un robinet par suite d'une fausse manœuvre, et c'est grâce à des inhalations d'oxygène pratiquées immédiatement qu'on put le ramener à la vie.

Nous devons l'analyse de ces deux faits à M. Limousin, pharmacien à Paris.

Observation XXV

Empoisonnement par l'opium. Traitement par les inhalations d'oxygène. Guérison (Dr Créquy).

Il s'agit d'un enfant de 4 mois, atteint de diarrhée. On lui avait administré par mégarde une potion opiacée, après l'absorption de laquelle l'enfant tomba dans un état de narcotisme extraordinaire. Somnolence, résolution des membres, contraction très prononcée des pupilles. Bref, la mort paraissait imminente.

Le café, la potion au rhum, les frictions sèches restèrent sans effets.

C'est alors que M. Créquy fit faire des inhalations d'oxygène. Ces inhalations furent répétées cinq ou six fois dans la journée à la dose de huit ou dix litres chaque fois.

L'amélioration fut rapide, à chaque séance la vitalité revenait manifestement. Venait-on à cesser les inhalations, le mieux paraissait disparaître. Au bout de vingt-quatre heures la guérison fut com-complète, et le petit malade hors de danger.

Observation XXVI

Empoisonnement par l'opium (C. Paul).

Une dame de 74 ans, faible et atteinte d'une affection rhumatismale,

légère, prit par mégarde une cuillerée à bouche de laudauum de Sy-
denham, au lieu d'une cuillerée de potion. Peu d'instants après on
s'en aperçut et l'on administra un vomitif. Une heure après l'accident
j'injectai sous la peau cinq milligrammes de sulfate d'atropine et j'ordonnai du café noir. L'empoisonnement sembla s'arrêter, mais peu à
peu le narcotisme fit de tels progrès, que dix heures après l'accident
la malade était dans le coma et qu'on la croyait perdue. Le pouls était
très fréquent et difficile à percevoir, et la respiration considérablement ralentie ne s'exerçait que sept fois par minute. A ce moment je
fis respirer quinze litres d'oxygène et presque aussitôt la connaissance
revint et la malade put reconnaître ses proches. A partir de ce moment
elle alla de mieux en mieux, et le lendemain matin elle était hors de
danger.

Chaussier comptait beaucoup sur l'oxygène pour aider à
respirer les enfants nouveau-nés. Il imagina pour cela
plusieurs appareils, mais il n'eut pas l'occasion de les
appliquer. Depuis, le gaz oxygène a été utilisé en pareil
cas par plusieurs praticiens. Le professeur Brouardel nous
a rapporté verbalement un cas observé dans sa pratique. Il
s'agissait d'un enfant né en état de mort apparente, on avait
employé les divers procédés en usage pour le rappeler à la
vie ; c'est alors qu'on eut recours aux inhalations d'oxygène. En peu de temps l'enfant fut amélioré et vécut.

Observation XXVII

Cyanose chez un nouveau-né, traitée par les inhalations d'oxygène.

Dans le courant de l'année 1880, M. le docteur Masson (d'Ardres)
fut appelé auprès d'un enfant nouveau-né qui présentait tous les symptômes de la cyanose... Aspect de la peau, d'une teinte livide, noirâtre
pour ainsi dire aux narines, aux paupières supérieures, aux parties

génitales, et aux doigts. Cette coloration devenait beaucoup plus marquée pendant les efforts de toux du petit malade. Le visage était
aussi tuméfié. La température avait notablement diminué. La respiration était difficile et accélérée. L'enfant prenait à peine le sein...
Accès de dyspnée assez fréquents... Bruit de souffle systolique, pouls
petit, très faible, irrégulier... M. le docteur Masson insuffla de
l'oxygène et aussitôt l'état de l'enfant s'améliora, la peau parut presque reprendre la couleur normale... Quelque temps après cette séance
les accidents reparurent... Nouvelle insufflation, nouvelle amélioration.
On prescrivit alors de continuer les insufflations et de préférence dès
que la peau présentait la coloration violacée... Comme la première fois,
à chaque insufflation l'enfant paraissait soulagé, malheureusement les
parents peu aisés ne purent continuer ce traitement plus de quatre
jours, et l'enfant succomba. Quoi qu'il en soit le mieux qui se mani-
festait après chaque séance était très marqué et mérite de fixer l'attention.

<h3 style="text-align:center">Observation XXVIII</h3>

Compression de la trachée par un anévrysme de l'artère innominée.

Le docteur George Butler rapporte dans le *Medical World* un cas
d'anévrysme de l'artère innominée dans lequel il administra de l'iodure
de potassium et de l'oxygène. L'état du patient s'améliora et au bout
de six semaines il y avait une amélioration notable. La déglutition
devint facile et la respiration moins gênée, bien que tout embarras
n'eût pas disparu complètement. Mais le malade mourut subitement
par suite de la rupture de l'anévrysme, provoquée par un mouvement
brusque. Le traitement avait duré deux mois.

Le Dr Butler fut convaincu que l'amélioration marquée que l'on
obtint était entièrement due à l'iodure et à l'oxygène. Car une fois, à
cause d'un œdème intercurrent on interrompit leur usage pour les
remplacer par un traitement diurétique, alors les anciens symptômes
reparurent aussitôt, et l'on fut obligé de revenir à l'iodure et à
l'oxygène (*The doctor*, 1er octobre 71).

Demarquay a employé plusieurs fois l'oxygène dans des cas de compression semblable.

Tout le monde connaît l'ingénieux emploi de l'oxygène fait actuellement par les aéronautes, pour lutter contre la raréfaction de l'air dans les régions élevées de l'atmosphère. L'idée en est due à M. P. Bert qui le premier donna le conseil d'utiliser ce gaz pour les ascensions à grande hauteur. Il serait intéressant de donner ici un résumé des expériences du savant physiologiste, et des deux mémorables ascensions qui furent faites peu de temps après. Mais pour ne pas trop nous étendre nous ne faisons que les signaler (*Comptes-rendus Académie des Sciences*, avril 1874, et mai 1875).

APPLICATION DE L'OXYGÈNE AU TRAITEMENT DE LA PARALYSIE DIPHTHÉRITIQUE (Dr Foucher, de Levroux).

En 1868, le docteur Foucher s'étant trouvé en présence d'une épidémie de diphthérie perdit deux malades adultes, de paralysie diphthéritique, c'est alors qu'il eut l'idée d'essayer l'oxygène qui lui a réussi dans les deux cas suivants :

OBSERVATION XXIX

Une dame de 28 ans, chez laquelle la paralysie et un affaiblissement extrème, suite de la diphthérie, allaient toujours croissant depuis quinze jours. La dyspnée et surtout la dysphagie étaient très-grandes.

Le 16 septembre. — Inhalations d'oxygène. Dès le jour même, la paralysie, celle des muscles respirateurs, ainsi que tous les symptômes étaient très-favorablement modifiés. Le lendemain, la malade pouvait se lever, et le changement le plus notable s'accomplissait dans son état.

Cinq jours après, la malade était languissante malgré les médicaments toniques qu'elle prenait, et la paralysie se manifestant dans les membres, les inhalations d'oxygène furent reprises. Quelques litres pris dans l'espace de six jours dissipèrent en grande partie cette paralysie et produisirent encore un effet salutaire sur l'état cachectique.

Pendant le mois d'octobre, la malade pouvant aller et venir, quoique non complètement rétablie, s'étant absentée, négligea le traitement qui lui avait été prescrit. La faiblesse, l'engourdissement des membres reparurent. L'oxygène donné pendant quatre jours eut une prompte efficacité, et dès lors, le rétablissement de la malade se fit en quelques jours.

OBSERVATION XXX

(Paralysie diphthéritique, traitement par les inhalations d'oxygène).

En mars 1866, un homme de 36 ans était atteint de paralysie diphthéritique, au bout de trois semaines, malgré un traitement tonique l'affection s'était aggravée. La déglutition, la respiration étaient extrêmement pénibles ; la parole des plus difficiles ; la vue troublée,... la paralysie atteignait aussi les membres.

Dans le but de faciliter l'hématose, M. le docteur Foucher fit inhaler au malade une quantité d'oxygène qui, bien que très-minime, lui procura un bien être momentané très appréciable... Après une suspension de quatre jours par suite de circonstances fortuites, une nouvelle dose d'oxygène fut administrée, et il en résulta encore une amélioration qui, cette fois, persista et se développa ; car, au bout de quelques heures, et surtout le lendemain, la gêne de la déglutition, de la respiration et de la parole avait notamment diminué.

Là se borna cette tentative fort restreinte, il est vrai, le malade finit d'ailleurs par se rétablir.

Dans des limites aussi étroites, nous ne pouvons que signaler les intéressantes expériences faites par M. Paul Bert. On sait par quelle ingénieuse combinaison il est arrivé à utiliser le protoxyde d'azote mélangé à une quantité déterminée d'oxygène pour produire l'anesthésie. On sait également que nombre d'opérations ont été faites par plusieurs chirurgiens à l'aide de ce procédé. Parmi ceux-ci, nous citerons les docteurs Péan et L. Labbé.

M. le professeur Bouchardat dans l'*Annuaire de thérapeutique* de 1865 considère l'oxygène comme un moyen utile à employer dans le traitement du diabète. L'exercice qu'il conseille en pareil cas est un moyen de faire absorber au malade une plus grande quantité d'oxygène. Dans son *Traité clinique et thérapeutique* du diabète 1869, M. le Dr Durand-Fardel se proposait d'employer l'oxygène concurremment avec la médication alcaline dont il ne pouvait que favoriser l'action salutaire. Plusieurs observations ont été publiées depuis. Elles démontrent que, sous l'influence de ces inhalations, on obtient assez rapidement une diminution notable dans la proportion du sucre contenu dans l'urine, dans certains cas de glycosurie rebelles aux autres moyens thérapeutiques. Nous reproduisons ici quelques observations relatives à ce mode de traitement.

Observation XXXI

Diabète traité par les inhalations d'oxygène, diminution du sucre
(Béranger-Féraud).

Chez un premier malade l'analyse de l'urine de digestion donnait le 9 décembre les indications suivantes : coloration pâle, acidité conservée longtemps après l'émission, liquide moussant abondamment par l'agitation, densité 1034, contenant 13 gr. 60 de glycose par litre. Inhalations d'oxygène 15 litres mêlés par parties égales avec l'air atmosphérique, aussitôt après le repas du matin. L'action physio-

logique fut nulle au point que le malade crut avoir respiré de l'air
ordinaire. Après le repas du soir même inhalation. L'urine de cette
digestion est d'une densité de 1031 et contient 9 gr. 50 de glycose.
Le 10 décembre inhalation de 20 litres d'oxygène 1/3 d'air atmosphérique. Répétition le soir. Urines, densité 1026 et contient 8 gr. 20
de glycose. Le 11 décembre, 20 litres par matin et soir. Urine
de 1025, 7 gr. de glycose. Le malade n'éprouve plus ces fatigues
insolites et cette soif vive qu'il ressentait pendant la période digestive.
Le 12 décembre, inhalation d'oxygène pur matin et soir 20 litres,
urine 1024, glycose 5 gr. 40. Le 13, même prescription, urine 1022,
glycose 4 grammes. Les 14, 15, 16, même prescription, urine 1022,
glycose 2,60. Le malade quitte Paris pour quelque temps. J'ai appris
depuis que quelques jours après les proportions de glycose avaient
augmenté de nouveau sous l'influence de fréquents écarts de régime.
Néanmoins au moins de janvier son urine ne contenait encore que
5 à 6 grammes de glycose par litre.

Observation XXXII

Diabète. Inhalations d'oxygène. Diminution du sucre (Béranger-Féraud).

Chez un second malade, le 2 janvier je fis faire des inhalations
d'oxygène, 20 litres mêlés par parties égales d'air atmosphérique.
Aucun effet physiologique. Diminution de la densité de l'urine qui
était à 1035 et contenait 24 gr. 50 de glycose.

Jusqu'au 16 janvier, inhalations quodidiennes d'oxygène pur, à la
dose de 20 litres par jour ; densité 1030, glycose 12 gr. 20. Le malade n'éprouvant plus cette soif ardente, et la fatigue accablante, à
certaines heures de la journée, cesse de faire les inhalations d'oxygène
d'une manière régulière. Il a essayé depuis quelquefois de respirer
50 litres en plusieurs fois dans la journée, sans jamais avoir été incom-
modé. A chaque fois il a noté une diminution de densité de son
urine.

Observation XXXIII

Diabète traité par les inhalations d'oxygène (Demarquay et Limousin).

M. C..., de Lyon, âgé de 45 ans, atteint de diabète depuis plusieurs années. Sur la prescription du Dr Demarquay, il vint suivre un traitement par les inhalations d'oxygène.

A son arrivée le 27 novembre 1865, il émettait 2,800 gr. d'urine dans les vingt-quatre heures, et cette urine donnait 64 gr. de sucre par litre. Une saison passée à Vichy, pendant le mois de juillet, avait amené une diminution d'une quinzaine de grammes dans la quantité de sucre, mais le bon effet obtenu n'avait pas persisté, malgré l'usage exclusif du pain de gluten et d'un régime approprié. Suivant la prescription du Dr Demarquay, je lui fais respirer 25 litres de gaz oxygène pur tous les matins, vers dix heures, avant son déjeuner, pendant huit jours, c'est-à-dire du 27 novembre au lundi 4 décembre.

A cette époque, l'analyse de l'urine donne 39 gr. de sucre seulement et le malade n'émet plus que 2,100 gr. d'urine dans les vingt-quatre heures. Le lundi 4 décembre, on prescrit au malade de remplacer les 25 litres d'oxygène pur, pris le matin, par 30 litres de gaz mêlés de 30 litres d'air, inhalés en deux fois, moitié avant le déjeuner, moitié avant le dîner ; jusqu'au 11 décembre M. C... respire exactement cette quantité. A cette époque, l'urine ne donne plus à l'examen que 32 gr. de sucre, et la quantité émise n'atteint plus que 1,800 gr.

A partir de ce moment, M. C... est mis à 20 litres le soir, soit 40 litres de gaz pur par jour. Le malade respire cette dose jusqu'au 15 décembre seulement, époque où il est forcé, pour ses affaires, de retourner à Lyon. La dernière analyse de l'urine donna 30 gr. de sucre. Pendant le cours du traitement, l'urine a été examinée tous les jours, et la quantité du sucre est descendue parfois à 28 et même à 25 gr. Le traitement a duré dix-neuf jours et il y a eu une disparition de 125 gr. de sucre sur 179. En même temps, l'appétit devenait plu fort et plus régulier, les digestions plus faciles, le sommeil plus calme. La réapparition des forces a été très marquée et M. C... a quitté Paris avec une santé considérablement améliorée. Pendant tout le cours du traitement, M. C... a continué l'usage du pain de gluten et a exclu les féculents de son alimentation.

Observation XXXIV

Diabète traité par les inhalations d'oxygène, amélioration
(Docteurs Thierry-Mieg et Limousin).

Le 6 janvier 1865, P. Fren..., de Mulhouse, fut envoyé par le Dr Thierry-Mieg pour être soumis aux inhalations d'oxygène. 28 ans, mécanicien, avait été obligé d'interrompre son travail à cause de sa débilité excessive et de l'affaiblissement de sa vue survenus sous l'influence d'un état diabétique très-avancé. Les premiers symptômes de la maladie remontaient à dix-huit mois environ. Depuis un an, il éprouvait une soif ardente et excessive qui l'obligeait à boire quatorze et seize litres de liquide par jour.

Après avoir suivi différents traitements, il me fut envoyé par le docteur Thierry-Mieg pour être soumis aux inhalations d'oxygène. Soif excessive ; il était obligé de se faire soutenir pour marcher, et ses yeux lui permettaient à peine de se guider Toute la partie inférieure du corps, surtout la région abdominale et les cuisses, était le siège d'une infiltration considérable. Sur l'indication du médecin, je lui fis respirer dix litres d'oxygène le 6 janvier, même dose le 7 et le 8 ; quinze litres les 9, 10 et 11, à partir de ce moment, vingt litres par jour jusqu'au 1er février. Vingt-cinq litres à partir de ce jour jusqu'au 8 février, époque où il a cessé de venir. L'examen des urines fut fait plusieurs fois, et l'on vit sous la seule influence de l'oxygène, diminuer d'une manière remarquable la quantité d'urine et la quantité de sucre produite au détriment de son économie. En même temps que cette soif ardente, qui le forçait à boire douze à quinze litres par jour disparaissait, l'appétit revenait, et la réapparition des forces fut assez marquée pour que cet homme, qui ne marchait pas sans être soutenu et aidé d'un bâton, pût monter et descendre facilement de l'impériale d'un omnibus. L'infiltration considérable des membres disparut pendant le cours du traitement.

Par suite de circonstances particulières, M. Thierry-Mieg perdit ce malade de vue et ne put lui faire continuer ce traitement.

Observation XXXV

Albuminurie (G. Paul).

Je dois dire tout d'abord qu'il ne s'agit pas de la maladie de Bright commune. Le sujet de l'observation est une dame de 48 ans, qui avait été atteinte antérieurement du goître exophtalmique, et chez laquelle le goître et l'agitation cardiaque avaient disparu ; mais la malade n'était pas guérie pour cela ; il lui restait de l'exophtalmie et non plus de l'agitation cardiaque, mais une agitation cérébrale qui la rendait susceptible et irrascible dans des proportions qu'elle ne connaissait pas ; la santé générale n'avait pas gagné grand'chose avec la disparition des phénomènes cardiaques et thyroïdiens ; ceux-ci avaient été remplacés par une albuminurie inquiétante et par la quantité d'albumine rendue chaque jour et par la durée et la persistance de ce trouble morbide. L'oxygène fit disparaître l'albuminurie dans l'espace de trois mois, ramena l'appétit et les forces pour quelque temps ; plus tard, l'albuminurie reparut et finit par emporter la malade.

Les cas d'albuminurie améliorés par les inhalations d'oxygène sont assez nombreux. Nous devons cependant observer en toute sincérité que, dans plusieurs cas qui nous ont été signalés, on n'a pu obtenir de résultats appréciables, et cela sans qu'on puisse expliquer l'insuccès par le défaut d'absorption du gaz, pour l'administration duquel toutes les précautions avaient été prises. On ne s'étonnera

pas de nous voir faire cette remarque, car il arrive plus
souvent qu'on ne le pense que le malade fasse fonctionner
l'appareil d'une façon défectueuse, soit qu'il y mette peu
d'entrain, soit, ce qui est fréquent, qu'il expire presque
aussitôt le gaz qu'il a inhalé, ne lui laissant pas ainsi le
temps d'agir.

OBSERVATION XXXVI (résumée)

Albuminurie, rémission à la suite des inhalations d'oxigène.
(Dujardin-Beaumetz)

Il s'agit d'un albuminurique chez lequel l'albumine a complètement
et rapidement disparu à la suite des inhalations d'oxygène. Ce malade était arrivé à la dernière période de l'albuminurie, tous les
moyens diurétiques avaient été employés : en dernière ressource le
docteur Pisset eut l'idée de faire respirer de l'oxygène.

L'albumine disparut complètement dans les vingt-quatre premières
heures du traitement. M. Dujardin-Beaumetz crut à une disparition
passagère comme il arrive souvent en pareil cas, mais depuis douze
jours l'albumine n'a pas reparu.

Kollmann et Eckart d'Anspach dans le cours de leurs recherches sur la diminution de l'acide urique à la suite des
inhalations d'oxygène, après avoir examiné les résultats chez
l'homme sain, firent la même recherche sur un homme
atteint d'albuminurie. Le malade respirait deux fois par
jour, vingt-huit litres d'oxygène et rendait une urine de
moins en moins chargée d'acide urique... En outre dès le
lendemain, l'urine contenait moins d'albumine, et au bout
de quatre jours, n'en contenait plus..... (Schmid's Jahr.
1865, t. I, page 28).

A Vichy une pratique consacrée depuis longtemps déjà est d'administrer de l'oxygène aux diabétiques et aux albuminuriques ; il est de règle de voir sous cette médication la diminution du sucre et de l'albumine ; il est vrai que cette diminution n'est que passagère.

M. le professeur Brouardel nous a également signalé un résultat heureux de sa pratique. Sous l'influence des inhalations d'oxygène, l'albumine disparut complètement.

Le professeur Hayem a communiqué à la Société de biologie de nouvelles recherches faites principalement sur des jeunes filles chlorotiques, c'est-à-dire atteintes d'anémie spontanée constitutionnelle, si fréquemment rencontrée dans les hôpitaux. Le fer introduit dans l'organisme sous forme de préparations ferrugineuses actives ayant fait l'objet de communications antérieures à l'Académie des sciences, MM. Regnauld et Hayem se proposaient d'approfondir la question et de se rendre un compte plus exact du mécanisme par lequel les préparations ferrugineuses actives ramenaient les hématies ou globules rouges à leur état physiologique.

Dans le cours de leurs expériences, ces deux savants cherchèrent une réponse à l'objection que l'on pouvait faire à savoir : que les ferrugineux actifs n'avaient qu'une influence excitante, qu'ils ne servaient que de stimulants de l'appétit et des forces digestives et que le fer absorbé était uniquement emprunté aux aliments.

La difficulté consistait justement à stimuler l'appétit des chlorotiques, qui, pour la plupart, ont un profond dégoût pour l'alimentation, et à leur faire absorber des quantités considérables d'aliments nutritifs pour lesquels ils n'ont que de la répugnance. Imitant la conduite de Demarquay, MM. Regnauld et Hayem eurent l'idée de soumettre les chlorotiques aux inhalations d'oxygène.

Ce moyen réussit, la respiration de l'oxygène à la dose de dix litres par jour en deux ou trois séances augmenta d'une façon merveilleuse l'appétit et le pouvoir d'assimilation des chlorotiques. Les vomissements auxquels étaient en proie un certain nombre de malades cessèrent complètement.

En deux ou trois semaines ceux qui ne pouvaient prendre qu'une portion avec difficulté en réclamaient trois, quatre et même jusqu'à six par jour. En même temps la quantité d'urée contenue dans l'urine qui s'était abaissée à 15 et même 10 grammes par vingt-quatre heures se relevait à 30 et même 40 grammes... Ces messieurs concluent de leurs expériences : 1° que le fer n'agit pas seulement comme stimulant, mais qu'il fournit aussi directement au sang un élément essentiel d'hématopoïèse ; 2° (et c'est surtout ce qui nous intéresse) que les inhalations d'oxygène favorisent l'action du fer lorsque, comme cela arrive ordinairement, la chlorose est compliquée de dyspepsie. L'oxygène est donc dans ces cas un adjuvant très utile de la médication ferrugineuse (Société de biologie, 31 mai 1879).

Enfin dans une note toute récente (2 mai 1881) le professeur Hayem fait observer que l'oxygène rend des services incontestables aux chlorotiques, atteintes de troubles digestifs. Il ranime l'appétit, fait cesser les vomissements quand il en existe, réveille le mouvement d'assimilation, fait augmenter le poids du corps. Les malades satisfaisant leur appétit, devenu souvent considérable, les analyses d'urine

indiquent alors un accroissement dans la quantité d'urée
éliminée. Celle-ci s'est élevée chez quelques malades de
10 grammes à 35 grammes et même 40 grammes dans les
vingt-quatre heures. Les inhalations d'oxygène constituent
un auxiliaire utile du traitement de la chlorose par les ferrugineux. Elles sont particulièrement indiquées quand les
troubles gastriques, si prononcés dans certains cas, empê-
chent les ferrugineux d'être convenablement supportés.
Leur action sur la nutrition générale est analogue à celle
de l'hydrothérapie, qui stimule également le mouvement
nutritif et la formation des globules rouges, sans modifier
d'une manière sensible les altérations individuelles de ces
éléments.

On a dit que les ballons d'oxygène ne vaudront jamais
le séjour à la campagne et les bains de mer. On a oublié
d'indiquer le moyen pratique de cette médication, pour
l'immense majorité de la population des grandes villes.
L'oxygène est justement un moyen pratique, puisqu'il permet d'obtenir sans déplacements une partie des avantages
que produirait un séjour prolongé à la campagne.

Les observations relatives à l'emploi de l'oxygène dans
la chloro-anémie sont nombreuses. Le professeur Hayem
en particulier en a fait de nombreuses applications depuis
quelques années.

OBSERVATION XXXVII (inédite).

Chloro-anémie traitée par les inhalations d'oxygène (Dr Smester).

Mlle Victorine From..., 14 ans, demeurant cité Sainte-Thérèse, 4,
est chlorotique depuis deux ans, et depuis deux ans tous les médecins

qu'elle a vus lui ont prescrit le traitement classique de la chloro-anémie, sans obtenir la moindre amélioration. Sa santé, malgré les soins,
a été constamment en s'affaiblissant. Elle raconte qu'elle a toujours
eu des maux de tête fréquents ; depuis février 1880, la céphalalgie
est devenue plus forte et souvent lui donne des douleurs d'oreilles.
Elle a eu la variole, une bronchite, des convulsions à des époques
qu'on ne peut préciser, ainsi que des douleurs dans les membres sans
caractères bien nets. Il y a peu de temps, sa mère a remarqué un
peu de leucorrhée. Ce symptôme a vite disparu. Cette jeune fille a
des étourdissements, des vertiges, lorsqu'elle quitte la position hori-
zontale, et qu'elle veut essayer de marcher. Depuis trois semaines
elle est toujours somnolente, et depuis février dernier son teint a perdu
un reste de fraîcheur, pour prendre la coloration actuelle qui est pâle,
cireuse. La face est large, semble œdématiée. Les lèvres et les muqueuses sont exsangues, les pupilles dilatées, contractiles. Les dents
ont des stries noirâtres, verticales, sur les incisives et les canines infé-
rieures ; des cupules en coup d'ongle sur les incisives supérieures, où
manque l'émail.

Les poumons sont sains. Au cœur on entend un bruit de souffle
doux au premier temps et à la base, se propageant dans les vaisseaux
du cou. Le pouls est filiforme, dépressible, donne cent quarante-qua-
tre pulsations par minute. Les fonctions digestives se font mal.
Dégoût pour toute espèce de nourriture. Jamais elle n'éprouve le besoin de manger. Quand elle prend quelque aliment, la digestion est
languissante ; la constipation est la règle. Les urines sont presque
comme de l'eau.

Le 4 octobre. — Traitement : Tartrate ferrico-potassique, 0,50
centigrammes par jour ; trois gouttes de teinture de digitale, à prendre pendant huit jours. Inspiration de 10 litres d'oxygène mêlé à
20 litres d'air, tous les jours, un lavement au miel de mercuriale,
40 gr. Après le lavement la jeune fille a des coliques, mais le mal de
tête disparaît. Dès le 7 elle mange et dort bien. La constipation reparaît et cède bien vite à un peu de confiture de pruneaux. Toute
douleur a disparu. L'état de la malade va chaque jour s'améliorant.

L'appétit devient régulier, ainsi que les fonctions digestives. La nuit du 8 au 9, sans aucune raison connue, se passe tout à fait blanche, et cependant laisse si peu de fatigue que le lendemain la malade peut marcher cinquante minutes sans s'arrêter. A partir du 9 l'amélioration fait des progrès rapides. Toutes les fonctions se font bien avec de très rares dérangements ; la pâleur des téguments et des muqueuses est moins grande. Avec les forces la gaîté revient, et Mlle From... trouve qu'autour d'elle on n'a pas assez d'entrain. Le 18, la mère est toute étonnée du formidable appétit de sa fille. Bien qu'elle ait pris un rhume de cerveau, elle ne cesse de chanter du matin au soir. Le 19, elle reste dans une chambre sans feu et ne tarde pas à avoir des frissons, des nausées et des vomissements, ainsi qu'un peu de mal de gorge. Tous ces accidents disparaissent le lendemain. L'urine est toujours blanche, pâle, alcaline, densité 1.003, quantité 1 litre 2/3. L'oxygène est progressivement augmenté. Aujourd'hui elle en respire 25 litres.

25 octobre. — Mlle From... a maintenant bonne mine. Toutes les fonctions se font beaucoup mieux, son appétit est considérable. L'urine devient de plus en plus foncée, plus dense 1.015, acide. Le 4 novembre cette jeune fille commence un peu à travailler. Elle reprend sa vie ordinaire, sans en éprouver aucune fatigue.

A partir d'aujourd'hui elle augmente tous les jours, d'après mes conseils, le nombre d'heures de travail. Ces occupations n'amènent aucun changement défavorable dans l'état de sa santé. Elle devient de plus en plus fraîche et rose, et si elle continue le traitement oxygéné, c'est que je désire avoir une guérison durable. Tous les jours d'ailleurs la quantité d'oxygène est diminuée. Le 24 décembre complètement rétablie elle cesse tout traitement.

Le 10 février. — On m'apprend que Mlle From..., s'est formée sans s'en apercevoir. L'état de cette jeune fille est toujours florissant au moment où j'écris ces lignes (14 mars 1881).

Les docteurs Huchard et Berger nous ont dit avoir employé plusieurs fois dans l'anémie les inhalations d'oxygène, le résultat a toujours été satisfaisant.

Observation XXXVIII (Inédite).

Débilité extrême, cachexie (Dr Smester).

Mme S..., âgée de 41 ans, vient me consulter le 4 avril 1880. Elle est souffrante depuis une dizaine d'années, et, à bout de force depuis 1878. Elle a des pertes de sang continuelles, ayant une mauvaise odeur, des douleurs lombaires et dans les fosses iliaques des deux côtés, de petites tumeurs aux seins ; les ganglions de l'aisselle, du cou, sont développés et douloureux. Tous les jours ses forces s'en vont. L'appétit, le sommeil ont disparu. Lorsqu'arrive l'époque où ses règles devraient paraître, elle souffre, et devient faible au point de ne pouvoir rien faire. Cet état dure depuis longtemps. « Quand, me dit-elle, j'ai une bonne semaine dans un mois, je me trouve heureuse. » Tous les soins qui lui sont prodigués depuis cinq ans sont restés inefficaces... Avant et après l'époque des règles, Mme S... a souvent des crises nerveuses... Cette dame fait la classe aux enfants ; elle montre dans cette tâche un grand courage. Elle lutte pour ainsi dire pied à pied avec son mal, non qu'elle ait peur de mourir, c'est là son moindre souci, mais elle craint de ne pouvoir remplir son devoir, de languir indéfiniment dans un lit. Elle ne demande pas qu'on la guérisse, elle sait que son mal est incurable. Elle désire seulement qu'on lui donne assez de forces pour rester debout jusqu'à la fin. A l'examen l'utérus vierge n'offre rien de particulier. Le col est en parfait état ; par l'orifice s'écoule une petite quantité de sérosité roussâtre, à odeur forte. Les poumons, le cœur, les viscères abdominaux sont en parfait état. La malade a la teinte jaune paille caractéristique du carcinome ; les lèvres sont blafardes, les yeux ont perdu de leur éclat, tout son aspect proclame ses souffrances.

Elle est maigre, décharnée et ridée comme une femme de soixante-dix ans. Malgré cet état j'hésite sur le diagnostic à porter. Est-ce un carcinome ? Est-ce de la leucémie ? ou simplement de la chlorose avec adénites partielles et tumeur fibreuse de l'ovaire ? L'idée de carcinome est bien vite éliminée. Il eût fallu examiner le sang pour affirmer la lencocytémie, ce qui n'a pas été fait. Peut-être se trouve-t-on en face d'une chlorose à sa dernière période, provoquée par les pertes aussi fréquentes que copieuses, qui durent depuis dix ans, et dont la cause serait alors la petite tumeur ovarienne. Quel que fût le diagnostic, il n'y avait aucune hésitation possible sur la conduite à tenir.

Dans les trois hypothèses il fallait relever l'état général par tous les moyens possibles, faisant concourir à ce but la médication, le régime, l'hygiène. Deux difficultés sont insurmontables : d'abord le dégoût extrême de la malade pour toute espèce d'aliment ; ensuite l'impossibilité où elle se trouve d'abandonner sa classe et de prendre un peu de repos.

Il ne reste plus que la médication. Voici celle qui a été instituée : 1° Inspirations d'oxygène tous les jours (20 litres mêlés à 25 litres d'air) ; 2° tous les soirs une pilule de 0,25 centigrammes d'ergotine de Bonjean ; 3° dans le but de combattre l'odeur forte des pertes, des injections matin et soir avec une grande cuillerée du mélange suivant dans une décoction tiède de guimauve : acide phénique 4 grammes, glycérine neutre 150 grammes, hydrate de chloral 6 grammes.

Dès le 22 août il y a un mieux sensible dans l'état de la malade. Le sommeil, l'appétit sont revenus. De temps en temps elle a encore quelques douleurs. La quantité de gaz est portée à 40 litres, mêlés à autant d'air.

Le 23. — La malade me dit ces paroles : « Depuis dix ans que je souffre, c'est la première fois que je ressens un mieux. L'air est progressivement diminué dans le mélange et bientôt Mme S..., respire de l'oxygène pur. Elle reprend sa classe le 4 octobre, au moment de la rentrée. A cette époque le mieux continue, bien qu'elle ressente un peu de fatigue, à faire ses leçons. Les règles ont paru dix jours plus tôt le mois dernier, et treize jours dans ce mois-ci. Elle sont précédées de douleurs de tête, d'envie de vomir, parfois même de vomissements. L'odeur en est nauséabonde, et la couleur noirâtre. Toutefois l'appétit et le sommeil sont conservés.

Le 2 novembre la malade a des nausées, sans vomissements, des douleurs dans la fosse iliaque droite s'irradiant dans le bas ventre.

Les petites tumeurs du sein et de l'aisselle droite ont augmenté, elles sont douloureuses à la pression.

La petite tumeur ovarienne est un peu volumineuse. Les ganglions inguinaux sont tuméfiés et douloureux. Il y a un peu de leucorrhée. Mais le 6 novembre tout rentre dans l'ordre, et le 8, Mme S... peut dire qu'elle ne s'est jamais mieux portée. L'amélioration dure jusqu'au 23. Ce jour-là elle est prise d'une crise violente durant tout le dimanche et le lundi. C'est la première depuis le commencement du traitement, qui date du mois d'août. Mme S... avait ces crises avant et après l'apparition des menstrues. Leur durée moyenne était de quinze jours, souvent même de trois semaines. Tous les phénomènes consécutifs à la crise aiguë n'ont point paru, contrairement à ce qui se passait d'habitude.

A partir du 24 novembre Mme S... entre dans une période d'amélioration continue. Décembre, janvier, février se passent sans une indisposition qui vaille la peine d'être notée. Depuis le 4 août 1880 jusqu'en février 1881, jamais comme autrefois elle n'est restée huit jours sans manger ni dormir. Depuis le commencement du traitement elle n'a pas cessé de travailler un seul jour.

Mme X... a une crise assez forte le 10 mars, elle s'en remet assez vite, et reprend ses occupations le surlendemain.

Comme le montre cette observation, l'oxygène peut être utilement employé pour soulager les malades affaiblis par diverses maladies. Nous croyons que les cachexies sont susceptibles d'être heureusement influencées par les inhalations. Du reste les faits sont déjà en assez grand nombre pour attirer l'attention.

M. le professeur Hayem dans sa note du 2 mai, dit : « Les inhalations d'oxygène se caractérisent surtout, au point de vue pharmacothérapique, par leurs effets sur le phénomène vomissement.

Quelle que soit sa cause, le vomissement est souvent

suspendu après une ou deux séances d'inhalations, et lorsqu'il n'est pas entretenu par une lésion organique de l'estomac, la continuation de ces inhalations parvient, en général, à le supprimer d'une manière définitive. » M. Hayem donne une liste des états morbides dans lesquels la disparition des vomissements a été obtenue ; il mentionne la dyspepsie douloureuse, sans lésion appréciable de l'estomac ; la dyspepsie avec dilatation stomacale, sans affection organique ; dans les vomissements incoercibles de la grossesse (cas du Dr Pinard) ; enfin dans l'urémie.

Les cas dans lesquels les inhalations d'oxygène ont rendu les vomissements simplement moins fréquents, sans les supprimer, se rapportent au cancer de l'estomac, à la gastrite chronique avec dilatation stomacale et à la tuberculose pulmonaire.

Nous avons observé nous-même dans le service du professeur Hayem, plusieurs cas heureusement influencés par les inhalations d'oxygène.

Voici du reste quelques faits que nous résumerons brièvement.

Une malade entrée le 2 décembre 1880, salle Sainte-Thérèse, lit n° 22, service de M. Hayem.

Pas de règles depuis un an. Développement médiocre des mamelles. A maigri beaucoup depuis deux mois. Toux, sueurs nocturnes. Pâleur de la face. Au cœur, prolongement léger du premier bruit. Bruit de rouet de la jugulaire interne. Léger souffle diastolique sus-claviculaire. Caverne au sommet du poumon droit. La malade mange peu, vomit tous les soirs. Glace.

22 décembre. — Elle continue à vomir. Inhalation d'un ballon d'oxygène en deux fois.

24. — Elle n'a pas vomi depuis deux jours, se trouve mieux, respire plus aisément, mange avec appétit.

26. — Elle a vomi seulement ce matin la potion prise hier soir. Pas d'autres vomissements. Le 27, pas de vomissement. Le 28, le ballon d'oxygène ne manque pas d'inhalation. Le 29, pas d'oxygène, vomissements. Le 30, pas d'oxygène, vomissements, malaise. La malade quitte le service.

Dans un autre cas observé également dans le service de M. Hayem, il s'agit d'un tuberculeux qui, outre ses lésions, était affecté depuis six mois de vomissements survenant chaque soir à la suite de quintes de toux. On lui donne le lendemain, 14 avril, un ballon d'oxygène en deux fois. Le 15, il vomit un peu. Le 17, il ne vomit plus depuis deux jours. Il sortit le 1er mai après avoir consommé plusieurs ballons, et ne vomissait plus depuis quelques jours.

On pourrait multiplier les observations sur ce sujet. Nous avons également observé dans le service de M. le professeur Peter deux cas de vomissements chez des phthisiques, améliorés promptement par les inhalations d'oxygène. L'un de ces malades ayant un jour manqué d'oxygène à la seconde séance du soir avant son dîner, vomit le lendemain matin à son réveil.

Il est bon toutefois de remarquer que généralement l'amélioration n'est que passagère, et au bout d'un certain temps les malades continuent à vomir.

Dans le service du professeur Hayem nous avons pu interroger particulièrement deux malades qui s'étaient bien trouvés des inhalations. L'un était atteint d'une gastrite, probablement d'origine alcoolique. L'autre était atteint d'une affection beaucoup moins facile à déterminer, on avait pensé à un état cérébral ? Toujours est-il que ces deux malades vomissaient tous les deux. Le premier surtout vomissait en grande abondance et fréquemment, il avait eu des crises de contractures, et son état pendant un certain temps avait été très grave. Bien des traitements avaient été institués. Lait, eau de Vichy, Chatel-Guyon, phosphate de chaux, vésicatoires, morphine, lavage de l'estomac etc..., mais aucun, au dire du malade, ne l'avait autant soulagé que l'oxygène, qu'il avait pris pendant plusieurs semaines. Le sommeil de la nuit était spécialement amélioré par les inhalations.

Le second malade, lui, avait respiré le gaz pendant un temps moins long, mais avait éprouvé également un soulagement très marqué. Une céphalalgie violente et continuelle aurait promptement disparu à la suite des inhalations. Le sommeil était devenu bon, et l'appétit chez ces deux malades avait notablement augmenté. Nous ignorons si cette amélioration sera de longue durée, mais dans tous les cas, la rémission obtenue a bien sa valeur et bien souvent encore en thérapeutique on doit s'estimer très heureux quand dans certaines affections on obtient un soulagement même momentané.

Observation XXXIX

Vomissements incoercibles, inhalations d'oxygène, guérison (Dr Pinard, agrégé).

Mme P..., âgée de 22 ans, d'une bonne circonstance, habituellement bien réglée, eut ses dernières règles du 10 au 20 mars. Le 16 avril absence de menstruation. Ce fut le seul symptôme indiquant le commencement probable d'une grossesse. La santé générale resta excellente jusqu'au dimanche suivant 4 mai. Ce même jour après avoir pris le potage du dîner, des vomissements subits se montrèrent et il fut impossible de continuer le repas. Le lendemain 5 mai, les vomissements reparurent le matin pour continuer toute la journée. Tous les aliments pris sont aussitôt rendus. Le 6 mai état saburral très marqué : haleine non fétide mais acide. Traitement : deux grammes de poudre d'ipécacuanha. Vomissements toute la journée et toute la nuit suivante. Le 7, dégoût invincible pour tous les aliments solides et liquides. Seule la bière est prise avec plaisir, mais est aussitôt rendue.

Vomissements dans la nuit. Le 8 la langue était très chargée, on essaie de faire avaler 40 grammes de citrate de magnésie en solution dans 250 grammes d'eau sucrée. Cette solution est de suite rejetée. Le 9, même état ; l'amaigrissement commence à se montrer, de plus la fatigue produite par les efforts continuels et l'absence de sommeil devient excessive. Deux pilules contenant cinq centigrammes d'extraits thébaïque sont prises dans la nuit mais elles ne produisent aucune sédation. Le 10, même état ; dix pilules de un centigramme d'extrait thébaïque sont prises dans les vingt-quatre heures sans amener aucun résultat. Du 10 au 20 mai, la situation resta la même. La soif devint extrême ; toutes les heures environ, Mme P... prenait un demi verre de bière qui ne séjournait que quelques instants dans son estomac. Le 18 mai, le toucher fit constater que l'utérus développ comme il l'est à deux mois de gestation était complètement en rétroversion.

Le 20 *mai.* — Injections hypodermiques de quinze milligrammes de morphine, le matin ; une semblable le soir.

Ce traitement fut continué pendant trois jours sans amener aucune cessation ni diminution des vomissements.

Du 20 *au* 30. — On employa les pulvérisations d'éther à l'aide de l'appareil de Richardson. Les pulvérisations étaient continuées jusqu'à ce que la peau fût devenue insensible. Les régions insensibilisées furent la région épigastrique et la région dorso-lombaire.

Tantôt, aussitôt avant la préhension de la bière, tantôt après ; à aucun moment ce liquide ne put être conservé. Le 1er juin le palper abdominal permit de constater la présence du corps de l'utérus à six centimètres au-dessus de le symphyse. Le toucher fit reconnaître également que le col qui était auparavant fortement porté en avant et en haut avait repris sa place au centre de l'excavation.

Du 1ᵉʳ juin au 15 du même mois. — On cessa tout traitement ; les vomissements ne cessèrent ni le jour ni la nuit. Dès le moindre mouvement un haut le corps faisait rejeter une quantité plus ou moins considérable de bile. La soif toujours vive, était étanchée avec de la bière, seul liquide qui ne fût pas considéré avec dégoût.

La faiblesse devint telle que bientôt Mme P... ne put s'asseoir sur son lit. Toutes les masses musculaires avaient disparu, ainsi que put le constater mon excellent maître, M. Tarnier, qui vit la malade à ce moment.

La température axillaire prise avec le plus grand soin par moi-même trois fois par jour, oscilla entre 37° et 37°,2.

A partir du 15 juin en raison des douleurs atroces siégeant dans la région épigastrique et s'étendant en ceinture au niveau des insertions diaphragmatiques, je recommençai les injections hypodermiques de morphine, cinq milligrammes furent ainsi injectés matin et soir au niveau des points douloureux. Les douleurs furent diminuées. Le 20 juin pour calmer les douleurs trois injections furent nécessaires. Le 23 quatre injections furent faites. Après chaque injection calme pendant quelques heures. Les vomissements aussi fréquents, mais sans efforts ni douleurs, ressemblaient plutôt aux régurgitations des enfants.

Amaigrissement de plus en plus prononcé. Cependant sous l'influence de la morphine, les téguments de la face acquièrent une couleur rose.

Le 25 juin. — Troubles de la vue ; Mᵐᵉ P... ne distingue plus les meubles de sa chambre. Elle croit être entourée par un épais brouillard.

Pouls 76, température 37°. Pas de constipation. Tout en continuant les injections sous-cutanées de morphine à la dose de deux centigrammes de morphine je fis respirer de l'oxygène à l'aide de l'appareil Limousin.

Dix litres le premier jour 25 juin ; douze le deuxième ; quinze le troisième. Le 28 juin dans la soirée Mᵐᵉ P... demande un potage julienne qui fut pris avec plaisir et conservé ainsi qu'un verre de bière.

A partir de ce moment les vomissements cessèrent et tout traitement fut suspendu.

Une seule fois ils reparurent le 15 juillet à la suite d'un repas un peu copieux ; mais Mme P... avait éprouvé après l'ingestion des aliments des émotions très vives. C'était une simple indigestion.

Les forces revinrent assez vite pour que vers la fin de juillet Mme P... pût faire de petites promenades à pied. Au mois d'août l'état général était bon. L'utérus se développait normalement.

Accouchement normal le 14 décembre. Enfant vivant, fille pesant 3 k. 200. Suites de couches normales.

Mme P... allaite sa fille qui pèse aujourd'hui 5 mai 1880 7 k. 100 grammes.

Après l'emploi d'une thérapeutique très variée sans obtenir de résultat, on attendait, non sans crainte, l'apparition des symptômes fébriles pour avoir recours au traitement chirurgical. C'est alors que M. Pinard eut connaissance des faits communiqués par le professeur Hayem à la Société de biologie démontrant l'action heureuse des inhalations d'oxygène sur les vomissements des chlorotiques.

Après avoir demandé quelques renseignements au professeur Hayem, je résolus de tenter ce dernier moyen, on sait ce qui se passa....

Nous ajouterons à l'observation du Dr Pinard le résumé des deux faits suivants, dans lesquels l'action de l'oxygène est, croyons-nous, assez notable.

Dans le premier cas qui a été observé par le Dr Huchard, il s'agit d'une primipare, âgée de 30 ans. Cette dame habitant la rue de Miroménil, était au deuxième mois de sa grossesse. Les vomissements étaient continuels, presque incoercibles. M. Huchard avait prescrit l'oxygène contre l'anémie consécutive aux vomissements, car vu l'état de l'estomac, il ne pouvait penser à aucune médication interne. Or, par extraordinaire il s'aperçut que les inhalations avaient agi directement sur la cause de l'anémie, c'est-à-dire sur les vomissements. Au bout de deux semaines environ de traitement, les vomissements avaient entièrement disparu. M. Huchard avait employé sans résultat les pulvérisations d'éther. Et dès les premiers jours d'inhalations, les vomissements avaient diminué d'intensité et de nombre.

Le second cas, observé à l'hôpital de la Pitié, service de M. le professeur Peter. Vomissements incoercibles. On donne à la malade un ballon d'oxygène ; à chaque fois, les vomissements sont promptement amendés. Croyant la dose trop forte, on réduit la quantité d'oxygène, et ce jour-là les vomissements reparurent de nouveau, bien qu'avec une intensité moindre.

Nous ne donnons pas ces faits comme absolument concluants, mais ils nous paraissent dignes d'attirer l'attention des praticiens. Dans une affection aussi difficile à guérir, on devrait s'estimer heureux de pouvoir trouver un moyen d'améliorer la situation des pauvres malades. Et quand bien même l'amélioration ne serait que momentanée ou tout au moins la violence des vomissements atténuée, cette médication ne serait pas à dédaigner. Mais comme les faits en thérapeutique sont préférables à toutes les théories, nous souhaitons qu'il s'en produise de nouveaux, alors seulement on pourra conclure à l'efficacité des inhalations d'oxygène dans les vomissements incoercibles.

Il y a quelques années le docteur Foley avait songé à employer l'oxygène à la suite d'une fièvre typhoïde, alors que le malade entrant en convalescence, avait été pris d'accès de fièvre intermittente, l'amélioration fut, dit-il, très marquée. Mais aucun fait nouveau n'a été publié depuis sur ce point, à notre connnaissance du moins. Il nous a été donné d'observer dans le service du docteur Hutinel une remarquable modification de la température pendant une défervescence traînante de dothiénentérie. Nous rapporterons brièvement l'observation, tout l'intérêt se trouvant, selon nous, dans la courbe de température à laquelle nous renvoyons le lecteur (Voy. Pl. I).

Tirer une conclusion d'un fait unique serait de la témérité. Aussi qu'on ne s'y trompe pas, notre seul but est de publier ce fait qui nous paraît remarquable, nous réservant de renouveler cette tentative dès qu'une condition semblable nous sera offerte.

OBSERVATION XL (inédite).

Dothiénentérie, défervescence traînante, abaissement de la température par les inhalations d'oxygène.
(Service du Dr Hutinel). Recueillie par M. Chateaubourg.

Enfant de 15 ans, entré le 3 février 1881 à l'Hôtel-Dieu (Annexe), service du Dr Hutinel, salle Saint-Pierre. Cet enfant à son entrée, est dansun état semi-comateux, c'est à grand peine qu'on peut lui faire dire son nom. On apprend de ses parents qu'il est malade depuis plus de huit jours. Ces renseignements et son état actuel permettent de diagnostiquer une dothiénentérie ataxo-adynamique. Beaucoup de fièvre, peau très chaude, dyspnée intense, poumons très congestionnés, délire, agitation.

Le 14 février. — On lui met des vésicatoires, il les arrache continuellement. Depuis quelques jours il a un certain tremblement de la tête, qu'il porte à droite et à gauche d'une manière continue. Cris pendant la journée ; diarrhée. Le malade paraît souffrir de tout le corps. Temp. soir, 41°.

Le 15. — Il souffre beaucoup. On découvre une eschare au sacrum. Broncho-pneumonie à la base droite. Sulfate de quinine 0,50, café. Diarrhée.

Le 16. — Le petit malade paraît avoir une céphalalgie violente, il crie : (ma tête !) La pneumonie est très étendue ; toujours de la diarrhée.

Le 17. — Délire. Pouls 140. Ventre moins ballonné, plutôt plat. Poumons, souffle dans une grande étendue, râles à gauche, respiration difficile ; ventouses.

Le 18. — Le malade paraît très abattu, on le met sur un matelas d'eau. Respiration moins soufflante, peu de diarrhée.

Le 19. — Le malade a toujours de la fièvre, mais il paraît aller mieux, il est plus éveillé.

Le 20. — Amélioration. La température s'abaisse de 39°,8 à 37°.8. Pouls 140. La pneumonie suit son cours. Quelques jours après l'eschare s'améliore un peu. Mais plus tard surviennent des abcès multiples qu'il faut ouvrir. L'articulation du genou droit se tuméfie considérablement. Nouvelle eschare trochantérienne. Bref après une série d'incidents, après des oscillations considérables de la température, on arrive au cinquantième jour de la maladie, et le petit malade est encore dans une situation peu satisfaisante ; le soir la température est à 39.

26 mars. — Temp. s. 38°,4.

27. — Temp. m. 37°,2 ; temp. s. 38°,4.

28. — Temp, m, 37°,3 ; temp. s. 38,

Le 29. — On prescrit les inhalations d'oxygène ; le soir même la température tombait à 37°.

30. — Inhalations comme la veille, temp. m. 36° ; temp. s. 36°4.

31. — Inhalations, temp. m. 36° ; temp. s. 36°,3.

1er *avril.* — Inhalations, temp. s. 36°.

2 *avril.* — Pas d'oxygène, temp. m. 36°,2. La température du soir remonte à 37°,4.

3 *avril.* — Pas d'oxygène, temp. m. 36°,2 ; temp. s. 37°,6.

4 *avril.* — Inhalations, la température du soir descend de 2 degrés, elle est à 37°,4.

5 *avril.* — Inhalations, t. s. 37°,2.

6. — Inhalations, temp. s. 37°.

A dater de ce jour, on continue régulièrement les inhalations, et au bout de quelques jours l'amélioration est très notable.

Le 15 *avril,* on peut le considérer comme guéri, et quelques jours après il sort de l'hôpital. Voy. Pl. I.

Voici maintenant deux faits qui nous paraissent plus particulièrement intéressants.

Dans le premier il s'agit d'une femme de 26 ans, atteinte de septicémie puerpérale, avec cystite purulente. Cette femme resta pendant près de deux mois dans un état d'une réelle gravité. Maigreur extrême, facies pâle, jaunâtre, faiblesse très grande. A chaque instant survenaient des pertes de connaissance. Elle n'éprouvait que dégoût pour toute espèce de nourriture. Une diarrhée abondante (plusieurs selles par jour, horriblement fétides) avait réduit la malade à l'état de squelette. Enfin, une cystite purulente et septique complétait cet état, presque désespéré, le jour où on songea à avoir recours aux inhalations d'oxygène. Depuis son entrée à l'hôpital l'état de la malade s'était plutôt aggravé, la peau était restée brûlante, et la fièvre irrégulière montait chaque soir à 39°, 39°,6 et même 40 degrés. Nous regrettons de ne pouvoir reproduire en entier ce tracé avec ses oscillations. Mais nous donnons la courbe de la température à l'époque où elle a été modifiée par les inhalations d'oxygène. Voy. pl. II.

En effet, à partir du jour où l'oxygène fut administré l'état de la malade fut manifestement amélioré, la fièvre tomba, et en même temps on observa une diminution d'abord, puis une disparition complète des bactéries et des vibrions contenus dans l'urine de la malade.

Dans le second cas la septicémie, survenue dans le cours d'une fièvre typhoïde, avec eschare de la région sacrée, fut aussi heureusement influencée. Peu de temps après le commencement des inhalations, la fièvre tomba, et la disparition des phénomènes septiques ne se fit pas attendre.

Observation XLI (*Inédite*)

Septicémie puerpérale. Cystite purulente et septique. Fièvre prolongée. Traitement infructueux par le sulfate de quinine et les injections d'acide borique. Inhalations d'oxygène, chute de la fièvre, guérison des accidents septiques et de la cystite au bout de trois jours (Serv. du Dr Hutinel, recueillie par M. Talamond).

C... Marie, âgée de 26 ans, domestique, entrée le 23 juin 1880, à l'Hôtel-Dieu, service de M. Frémy, suppléé par M. Hutinel. Primipare : accouchée le 14 avril, avec hémorrhagies abondantes à la Maternité. Trois jours après diarrhée fétide, qui n'a pas cessé depuis lors ; ballonnement du ventre ; pas de vomissements, ni de douleurs abdominales. Fièvre le soir avec des frissonnements. Elle est restée ainsi trois mois à la Maternité, s'affaiblissant et s'amaigrissant de plus en plus ; ne mangeant presque pas. Pas d'autre symptôme,

État actuel. — Femme d'une maigreur squelettique ; facies d'une pâleur jaunâtre, paupières bouffies. Elle accuse une faiblesse extrême ; ne peut se tenir sur ses jambes, lipothymies fréquentes ; dégoût de toute nourriture ; pas de vomissements. Ventre flasque, mou, non douloureux. Diarrhée abondante ; cinq à six selles liquides, noirâtres, fétides, dans les vingt-quatre heures. Rien au cœur, ni aux poumons. Elle se plaint d'uriner fréquemment, mais sans douleurs. Le toucher vaginal montre le col un peu mou ; dans le cul-de-sac antérieur, on constate une masse dure peu volumineuse, non douloureuse.

Le 26 juin. — Temp. mat. 37°,6, temp. soir 39°,6.

27 juin. — Temp. mat. 37°,8, temp. soir 39°,6.

Le 28. — Les urines sont beaucoup plus troubles, presque incolores, remplies de filaments muqueux, exhalant une odeur fétide. Elles ne laissent pas déposer de pus. Pas d'albumine. Temp. mat. 38°,8 ; temp. soir 38°,2. Injection trois fois par jour dans la vessie d'une solution d'acide borique à 5 pour 100.

Pendant un mois les phénomènes restent les mêmes. La fièvre oscille entre 37 et 38 le matin et 39 à 40 le soir, avec des intermittences irrégulières. Vers deux ou trois heures de l'après midi, la malade devient somnolente, affaissée ; ses pommettes se colorent en rouge. Diarrhée continuelle ; quatre à cinq selles liquides, noirâtres, fétides. Deux litres à deux litres et demi d'une urine louche, incolore, pleine de filaments muqueux ; pas d'albumine ni de dépôt de pus. Vers la fin de juilllet la malade accuse une douleur dans la cuisse droite, qui l'empêche de fléchir ou d'étendre le membre ; la cuisse reste à demi fléchie sur le bassin ; pas d'œdème du membre qui est d'une maigreur extrême.

Le 27 juillet. — Deux litres et demi d'urine. Odeur horriblement fétide. Urines incolores et louches, alcalines ; pas d'albumine. Le microscope montre dans l'urine retirée par la sonde et examiné immédiatement :

1° Des globules de pus grumeleux mais en petit nombre ;

2° Cellules épithéliales nombreuses, infiltrées de micrococcus ;

3° Les grains du ferment ammoniacal en abondance tantôt en amas irréguliers, tantôt en chapelets plus ou moins longs, depuis cinq ou dix jusqu'à quinze, vingt grains;

4° Zoogloea opaques, au milieu et autour desquels fourmillent d'innombrables vibrions, les uns isolés, les autres réunis par trois, quatre.

5° Des bâtonnets légèrement ovoïdes ; quelques-uns terminés par un petit prolongement filiforme ; d'autres légèrement étranglés au milieu ;

6° De longs fils mouvants, de 15 à 20 µ. de long rampant au milieu des différents éléments de la préparation, passant entre les cellules épithéliales, écartant les globules de pus, qu'ils rencontrent sur leur passage, arrêtés par les cellules contre lesquelles ils viennent buter, et, après avoir comme hésité un instant, reprenant leur mouvement de reptation en sens inverse.

Le 2 août. — La diarrhée et la fièvre persistent. La malade est dans un état de somnolence continuelle. Les urines outre les organismes indiqués, contiennent aujourd'hui le microbe donné par Pasteur comme caractéristique du pus, c'est-à-dire des micrococcus accolés deux à deux. Ces points doubles qui n'existaient pas les jours précédents, sont assez abondants aujourd'hui. L'urine est toujours louche et fétide mais ne présente pas de sédiment purulent, et les globules de pus sont peu nombreux. On continue les injections d'acide borique. Le benzoate de soude donné en potions n'a pas été supporté.

Le 9. — L'urine depuis quelques jours laisse déposer une couche verdâtre de pus de plus en plus marquée. Une goutte d'urine retirée par la sonde et examinée au microscope montre :

1° D'innombrables globules de pus, volumineux, granuleux, au milieu desquels ont voit des cellules épithéliales infiltrées de granulations ;

2° Un nombre prodigieux de points doubles, sous forme de grains accouplés, agités d'un vif mouvement ;

3° Des chapelets de sept, huit, dix grains, peu abondants ;

4° De nombreux vibrions, courts, isolés ou articulés ;

5° De longs fils rampants, en grand nombre ;

6° Des filaments excessivement fins, de 2 à 3 µ. de long, terminés aux deux bouts par un point; ces filaments sont parfois réunis par trois ou quatre, formant alors une chaînette à grains séparés par un trait excessivement ténu, comme une corde à nœuds ; ces chaînettes, très flexibles sont emportées en ondulant par le mouvement du liquide.

Le 12 août. — L'état de la malade semble désespéré : prostration, torpeur, somnolence continuelle. Prend à peine quelques tasses de lait. Diarrhée fétide, incoercible. Urine fétide et purulente ; le pus forme une couche verdâtre de 2 centimètres de hauteur au fond du bocal. Au microscope, mêmes éléments et mêmes organismes. Fièvre irrégulière, montant à 39°; 39°,6.

15. — T. M. 37°,6 — T. S. 39°,8.

16. — T. M. 37°,4 — T. S. 38°,6.

17. — T. M. 37°,3 — T. S. 38°,8.

Le 18. — T. M. 37°,2. Inhalation d'oxygène, trois fois dans la journée. Température soir, 39°,6.

19. — T. M. 37,8 — T. S. 38°,4.

Le 20. — T. M. 36°,8. La malade n'a eu qu'une selle demi-liquide depuis hier midi.

L'amélioration est évidente ; la torpeur et la somnolence ont disparu. T. S. 37°,6.

Le 21. — Les urines ce matin sont claires, et laissent à peine déposer un mince nuage blanchâtre. La diarrhée a cessé complètement T. M. 36°,4. Temp. S. 37°,4.

Le 22. — Deux litres d'urine claire presque limpide à peine un léger nuage au fond. L'odeur fétide n'existe plus. Réaction neutre. Nous faisons uriner la malade devant nous ; l'urine est claire, neutre, comme celle du bocal. Le microscope montre :

1° Des globules de pus granuleux en certain nombre, et de grandes cellules épithéliales, infiltrées de granulations.

2° Des points doubles et de petits vibrions courts; mais il faut les chercher aujourd'hui ; c'est à peine si on en trouve huit, dix dans le champ du microscope ; qu'ils couvraient auparavant.

3° On ne voit plus ni chapelets, ni longs filaments mouvants.

On continue les inhalations d'oxygène, la température du matin
est à 37°, 4, celle du soir 36°,6.

Le 23. — T. M. 37°,4. T. S. 37°,4.

La température, prise régulièrement, oscille entre 36°,6 et 37°,4.
La diarrhée ne reparaît plus. Les urines sont claires, abondantes. A
partir du 27, elles sont légèrement acides, et on n'y voit plus ni globules de pus, ni organismes d'aucune sorte. La malade a repris de
la vigueur et mange avec un appétit, qui devient presque de la bou-
limie.

Le 30. — Elle se lève et fait le tour de la salle en s'appuyant sur une
chaise ; elle accuse toujours de la douleur dans la cuisse droite. On continue les inhalations d'oxygène deux fois par jour, jusqu'au 15 septembre.

A cette époque la malade peut être considérée comme complètement guérie ; elle se plaint toujours un peu de sa cuisse, mais elle
marche sans difficulté. L'appétit est toujours très marqué, elle a repris
un embonpoint notable.

Au commencement d'octobre, elle part pour le Vésinet.

OBSERVATION XLII (Inédite).

Fièvre typhoïde. Eschare de la région sacrée. Septicémie. Chute de la
fièvre et disparition des phénomènes septiques après des inhalations
d'oxygène. (Service du Dr Hutinel). Recueillie par M. Talamond.

L... Kate, âgée de 24 ans, femme de chambre, entrée le 6 septembre 1880 à l'Hôtel-Dieu, service de M. Frémy, suppléé par
M. Hutinel. Cette femme qui habite Paris depuis six mois, est tombée
malade dans les conditions suivantes. La famille où elle est placée
comme femme de chambre, habite un des quartiers les mieux aérés
de Paris. La semaine dernière, on a travaillé dans la rue voisine à
réparer un égoût, dont les matières stagnantes en fermentation
exhalent une odeur qui empeste toute la maison. Il y a cinq jours
notre malade est prise de céphalalgie, de malaise général avec fièvre et

diarrhée. Les jours suivants trois enfants de cinq, six et quatorze ans, sont atteints à leur tour et présentent les symptômes d'une fièvre typhoïde qui évolue d'ailleurs normalement.

La femme de chambre, entrée à l'hôpital le cinquième jour, fait de son côté une fièvre typhoïde régulière. Le dix-septième jour, la défervescence commence, marquée par des sueurs profuses, puis par une éruption papuleuse abondante qui se fait par larges plaques rouges, saillantes, déchiquetées sur les bords, apparaissant d'abord à la face, puis sur les membres supérieurs, le tronc, les membres inférieurs. Le vingt-deuxième jour, 23 septembre, la température est revenue à la normale. L'éruption s'est effacée peu à peu.

Mais les jours suivants, le thermomètre remonte ; la malade est prise de vomissements ; les selles redeviennent abondantes et fétides. Le 26, le thermomètre marque 40 degrés le soir.

Le 27. — Température du matin 40°,2. On constate alors à la région sacrée, à la partie supérieure du sillon inter-fessier une large eschare noirâtre, avec gangrène profonde du tissu cellulaire, qui forme comme des pelotons de fils mouillés. Lavage avec la solution d'acide phénique au vingtième. Pansement phéniqué. Température du soir 40°,4.

Le 28. — Température du matin 39°. Selles noirâtres et fétides ; deux vomissements bilieux. L'eschare est en partie détachée. Le liquide sanieux et les pelotons de tissu cellulaire mortifié examinés au microscope montrent :

1° Des faisceaux du tissu conjonctif au milieu desquels on voit de nombreuses fibres contournées et entortillées ; très peu de globules de pus.

2° D'innombrables granulations agitées d'un mouvement très vif.

3° De larges plaques granuleuses louches.

4° Des bactéries courtes, d'autres plus longues, coudées, avec deux ou trois articulations.

5° Enfin, de longs fils se mouvant avec rapidité d'un bout de la préparation à l'autre, ayant de 0μ,5 à 0μ,8 de diamètre ; leur longueur varié depuis 20 jusqu'à 50, 60μ. Le soir température axillaire 40°,6. Prostration extrême ; langue sèche ; subdelirium.

Le 29. — Température du matin 38°. L'eschare se détache complètement pendant le lavage ; il reste une profonde excavation couverte d'un liquide sanieux. On continue les lavages phéniqués ; on saupoudre l'ulcération avec de l'iodoforme. Température du soir 41,°.

Le 30. — Température du matin 39°,2. Même état ; inhalation d'oxygène, trois fois dans la jornnée. Température du soir 40°6.

1ᵉʳ octobre. — Température du matin 38°,4. Pansement phéniqué et inhalations d'oxygène. Température du soir 41°.

2 octobre. — Temp. mat. 37°,8. La plaie a un bon aspect ; surface granuleuse d'un rouge vif. Le liquide pris à la surface de la plaie contient encore des bactéries courtes, de petits vibrions mobiles, des granulations mouvantes ; mais on n'y découvre plus les longs fils rampants, notés dans le premier examen. La diarrhée a cessé depuis hier. La malade est beaucoup moins abattue. Temp. soir 39°,4.

Le 3. — Temp. mat. 36°,8, temp. soir 37°,4.

4. — Temp. mat. 36°,6, temp. soir 37°,6.

A dater de ce jour la température reste normale oscillant entre 37° et 37°,5 (Voir Pl. III). La malade reprend rapidement ses forces. La plaie profonde et excavée de la région sacrée, bourgeonne avec vigueur. Le liquide examiné le 7, ne montre plus que quelques courtes bactéries très rares ; il n'y a plus ni plaques granuleuses, ni vibrions mobiles.

La malade est encore dans le service ; la plaie n'est pas encore complètement comblée, mais en bonne voie de cicatrisation.

Si les faits sont aisés à constater, il n'en est pas de même de leur explication. L'oxygène a-t-il agi dans ces deux cas comme il agit dans l'anémie ? Nous ne le croyons pas. Ou bien s'agit-il là d'une action toxique spéciale sur les microbes ? Cette hypothèse nous semble la plus probable. Dans tous les cas la disparition de ces derniers a coïncidé d'une manière frappante avec l'administration de l'oxygène et la chute de la fièvre.

Cette question de l'oxygène que nous n'avons fait qu'effleurer, est loin d'être épuisée et fournirait encore matière à un vaste travail tant au point de vue physiologique, qu'au point de vue thérapeutique. Dans le premier cas d'intéressantes recherches peuvent être faites encore. Dans le second, le champ est non moins vaste, et la thérapeutique est susceptible d'y puiser de précieuses ressources. Actuellement déjà les observations sont assez nombreuses, mais nous avons l'espoir d'en voir grossir le nombre à mesure que ce mode de traitement se vulgarisera.

Nous sommes modestement resté dans le domaine des faits. Quant à l'interprétation, c'est une tâche encore difficile aujourd'hui, du moins pour certains cas. D'autres viendront, plus autorisés que nous, entreprendre ce travail qui, nous en avons la conviction, sera réellement utile pour faire entrer définitivement l'oxygène dans la pratique.

Nous nous résumerons en disant :

1° L'oxygène employé localement nous paraît très utile dans la gangrène des extrémités. On peut avec avantage y avoir recours dans les ulcères atoniques.

2° Sous forme d'eau oxygénée, employée en boisson, l'oxygène ranime l'appétit et est susceptible d'améliorer certaines dyspepsies. Localement l'eau oxygénée donne des résultats satisfaisants dans la cure du muguet;

3° Dans les affections chirurgicales, alors qu'on se dispose à faire subir une opération d'une certaine gravité à un malade débilité par une longue suppuration, ou toute autre cause, l'oxygène sera un adjuvant utile de la médication reconstituante ;

4° Quand sa production sera devenue moins coûteuse, l'emploi de l'oxygène pour assainir les salles d'hôpitaux, concurremment avec les autres procédés, nous semble parfaitement rationnel ;

5° Dans l'asthme, la bronchite généralisée, la pneumonie s'étendant aux deux poumons ; dans le croup, la dyspnée urémique, les affections du cœur, dans l'empoisonnement par le charbon, et les autres gaz délétères ; dans l'empoisonnement par l'opium, l'asphyxie des nouveau-nés, partout en un mot où il y a menace d'asphyxie ou simplement diminution du champ de l'hématose, l'oxygène est susceptible de rendre des services ;

6° L'oxygène modifie d'une manière très appréciable la composition des urines dans le diabète. Quant à l'albuminurie, bien que l'amélioration soit passagère, dans certains cas elle ne saurait être mise en doute ;

7° Dans la chlorose, l'anémie, comme adjuvant du fer, pour ramener l'appétit, réveiller le mouvement d'assimilation, faire augmenter le poids du corps, l'oxygène rend des services incontestables. De même dans les diverses cachexies, mais d'une manière limitée toutefois.

8° Les inhalations d'oxygène agissent d'une manière évidente sur le phénomène vomissement, et pour cette raison peuvent être employées dans les dyspepsies, l'urémie ; quant aux vomissements incoercibles les faits sont encore trop peu nombreux pour pouvoir en tirer des conclusions. Dans la gastrite chronique, le cancer de l'estomac, la tuberculose pulmonaire, les vomissements sont sinon supprimés, du moins diminués de fréquence ;

9° Nous en espérons de bons résultats dans les défervescenses traînantes, consécutives aux affections graves.

10° Nous appelons spécialement l'attention, sur la disparition incontestable des phénomènes septiques, dans les deux cas que nous rapportons.

Mayenne, Imp. A. DERENNE. — Paris, boulev. Saint-Michel 52.

Imp. A. DERENNE, Mayenne. — Paris, boulev. Saint-Michel, 52.

www.ingramcontent.com/pod-product-compliance
Ingram Content Group UK Ltd.
Pitfield, Milton Keynes, MK11 3LW, UK
UKHW022355090726
13658UKWH00002B/657